专家助我当妈妈
做更美的妈妈，养更棒的孩子

重塑青春的月子42天

姜淑清◎著

译林出版社

目录 CONTENTS

Chapter1
月子
是女性身体重塑的
最佳时期

Chapter2
好脸色，从产后补气血开始

Chapter3
恢复孕前美丽容颜

Chapter4
产后 S 形身材
打造计划

Chapter5
产后心理调整

Chapter6
预防产后常见病

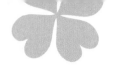

前言

　　十月怀胎，一番辛苦后终于迎来了新生命的诞生，新晋级的妈妈们在欣喜之余，大概也会暗自担心自己是否还能拥有之前的魅力。我从事临床工作已超过 30 年了，每年都会看到不少新妈妈为此纠结和困扰，作为一个女医生，我能理解她们。这个时候我安慰她们：一个女人，只要不放弃追求美丽，人生的每个阶段都会有独特的魅力。抓住产后恢复这个关键期重塑青春，能达到事半功倍的效果。

　　在孕育和分娩宝宝的过程中，我们女性的身体会发生不小的变化，但这些变化并非全然无益。首先，一个完整的怀孕、分娩过程会降低我们患上妇科疾病的可能，如子宫内膜异位症、妇科肿瘤等；其次，怀孕生孩子的经历会丰富我们的人生体验，而一个有魅力的女人又怎能少得了这一项人生经历？当然，分娩是个耗费很大精力的创造性劳动，调动了我们全身的脏器，所以产后必须要从饮食、睡眠、运动等多方面进行全身调养，才能让身体重新恢复到以前的状态。不过幸运的是，即使怀孕前身体偏弱，只要利用好产后改善身体机能的好时机，也可以大大提升身体的健康水平。

　　长期以来，无论国内还是国外都积累了很多关于产后恢复的经验，其中不乏真知灼见，但也存在不少谬论。我编写此书的目的，是希望结合自己长期的工作经验，为广大的妈妈梳理关于产后恢复的知识，帮助新妈妈实现产后"身体更健康、容颜更美丽"的目标。

　　坐好月子对产后恢复是非常重要的。但要完全消除怀孕、生产对身体的影响，仅靠短短一个月的时间是不够的。为此，本书除了关注月子恢复的内容外，还提供了全面的产后皮肤保养和身材恢复的方法。在对这些方法进行取舍时，我依据的标准有三个：是否简便易行，是否安全健康，是否可靠有效。

产后不但要重视身体的恢复，心理的调整也不可忽略。只有心理健康的妈妈才能养育出身心健康发育的宝宝，在本书中我特别提供了产后心理调适的内容。我国传统中医博大精深，关于产后恢复也有很多有效的调理方法，这在本书中也会相应地有所介绍。我希望新妈妈阅读本书后，对产后恢复能多一些认识和了解，从而多一种选择。

我会结合书中的相关内容，与大家分享一些案例。这些案例是我长期临床工作的经历，希望新妈妈们能从中得到启发。

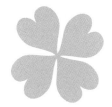

最后，祝愿所有的妈妈都健康、美丽！

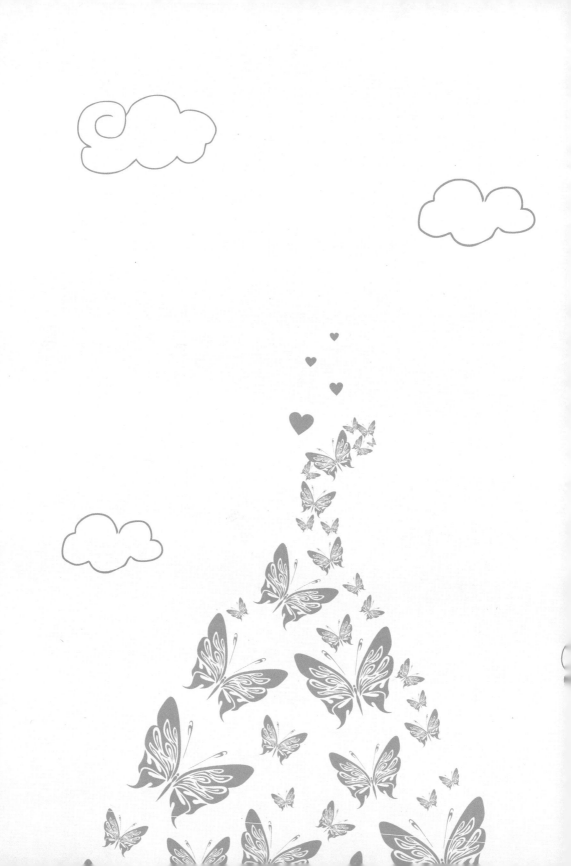

Chapter1

月子是女性身体重塑的最佳时期

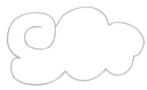

一、分娩后第一天

分娩后的第一天，大多数新妈妈都既兴奋又疲倦。怀胎十月，身体承受孕育生命的重担，终于一朝分娩，宝宝呱呱落地，如释重负的新妈妈当然喜悦、激动、兴奋，而十月怀胎以及分娩的体力消耗，都会让新妈妈身体疲倦，亟待恢复，因此分娩后的第一天最重要的就是休息。

放松心情，充分休息

分娩过程中新妈妈的体力消耗很大，新生宝宝吃喝拉撒样样都需要照顾，即使不必亲自给宝宝换尿布，但每隔3~4小时的哺乳却无人可替代。所以新妈妈分娩后一定要调整好情绪，保持平和的心态，尽量和宝宝的睡眠节奏保持一致，争取时间多卧床休息，确保体力的恢复，才能照顾好新生宝宝。

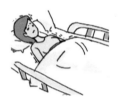

定时量体温

新妈妈一定要定时量体温，这对尽早发现产后并发症很重要。① 产后发烧是大事，不能等闲视之。产褥热、乳胀等都可能引起发烧。② 分娩之后的24小时内，由于身体的自我调整，体温会略高。③ 超过38℃就必须查清原因，适当、及时处理。

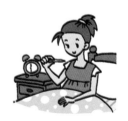

产后第一餐应首选易消化、营养丰富的流质食物

分娩后体内激素水平大大下降，身体气血损失大，会影响脾胃的消化能力。流质或半流质的食物易于消化，有利于体力的恢复。

喝汤。汤不要过于油腻，以免影响乳汁分泌；也别吃葱、蒜、韭菜、胡椒等刺激性食品，以免大便干燥。

糖水煮荷包蛋、蒸蛋羹、蛋花汤、藕粉等都是很好的选择。

专家解说 Expert interpretation

要注意观察产后出血量

分娩后阴道会出血，正常情况下，这是产后恶露，即子宫里未排净的余血、黏液和其他分泌物。注意：如果分娩后 24 小时，阴道的出血量达到或超过 500 毫升，就可能是产后出血。

目前，产后出血是造成孕产妇病危的首要原因，尤其分娩后 2 小时最容易发生产后出血，因此一定要重视对产后出血量的观察。

产后 24 小时，若出血量较多，或感到会阴、肛门有下坠感或疼痛感，应告知医生。早发现早治疗，能极大减少产后出血造成的危害。

分娩后半小时就可让宝宝吮吸乳头

分娩后半小时让宝宝吮吸乳头。① 尽早建立排乳和催乳反射，不仅有利于促进乳汁分泌，还有利于新妈妈的子宫收缩。② 新妈妈刚分娩分泌的少量黏稠、略带黄色的初乳，含有大量的抗体，是对婴儿来说最好的食物，应尽可能地给婴儿吮吸，可减少新生儿疾病的发生。

适当活动

自然分娩的新妈妈在产后 6 ～ 12 个小时内就可试着做些简单活动，如翻身、抬腿、缩肛。适度活动：① 增强腹肌收缩力；② 促进子宫复原、恶露排出；③ 增进食欲，防止尿潴留和便秘；④ 剖宫产的话，运动宜遵医嘱。

尽快排小便

自然分娩的新妈妈，就算没有排尿的感觉，分娩 4 小时后也要尝试去排尿，因为分娩的过程可能影响膀胱排尿敏感性。

及时排尿能帮助膀胱恢复功能，避免膀胱过度充盈而影响子宫收缩，如一直排尿困难就要咨询医生。如果是剖宫产的新妈妈，则要在拔除尿管后及时排尿。

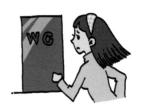

二、产伤愈合护理

经历过分娩的痛苦以及宫缩的阵痛后，新妈妈的疼痛并不会随着宝宝降临人间戛然而止。不管是自然分娩还是剖宫产，都会留下一些伤口，如何护理这些伤口，就成为新妈妈在月子里需要面对的第一个重要的问题。

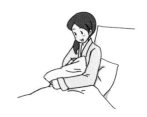

自然分娩

自然分娩时，如果助产士来不及对新妈妈的会阴进行保护，或者新妈妈在生产过程中用力不当，都会造成会阴撕裂，严重时伤口甚至会延伸至肛门。

据统计，70%以上的新妈妈都会出现会阴撕裂的情况，为了避免会阴撕裂范围过大，医生会采用阴道侧切的方式帮助新妈妈顺利娩出胎儿。

不论是自然撕裂还是手术侧切，伤口都会发生肿胀，新妈妈会感觉到不舒服，甚至是疼痛。这种不适感大约会持续一周。

保持清洁

自然分娩伤口护理的关键一点就是保持清洁，防止感染。① 睡觉时尽量朝向伤口的另一侧侧卧，比如伤口在左侧，就尽量在右侧卧位休息，这样可以避免恶露刺激伤口。② 如果伤口愈合的情况不好，可以每天坐盆泡温水，这会促进局部血液循环，使伤口尽快愈合。③ 新妈妈要每天观察伤口，如果发生红肿、流脓等现象，应当尽快就医。

如何保持清洁

外阴清洁

产后两周内，可以每天用温水清洗外阴。恶露量多的时候，需要勤换卫生巾，保持局部干燥，以免潮湿的环境引发伤口感染。

排便

勿用力排便。大便时，先有意识地收敛会阴部，再坐在马桶上，不要太用力。

清水冲洗

便后要从前往后擦，避免污染伤口。条件许可的情况下最好在每次便后都用清水冲洗。

便秘

如果发生便秘，可以用开塞露帮助排便，切忌屏气用力扩张会阴部，以免伤口裂开。

剖宫产

如果难产，为了保证新妈妈和胎儿的安全，医生会采取剖宫产手术，即在腹部靠近耻骨的位置切开子宫，将宝宝取出。

不要为了避免自然分娩的宫缩疼痛而选择剖宫产。因为剖宫产伤口的恢复需要更久的时间，一般为 4~6 周，而且其护理难度和伤口的疼痛程度并不会减弱。

护理剖宫产伤口

在伤口愈合之前，新妈妈应尽量避免伤口碰水，以保持伤口清洁。

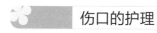 **伤口的护理**

● 洗澡时注意干燥。剖宫产手术后，医生会在伤口处贴上美容胶带，新妈妈在淋浴时不要揭开胶带，等洗完澡之后再轻轻揭开美容胶带，用轻轻按压的方式擦干伤口后，再贴上新的美容胶带。

● 注意过敏体质。过敏体质、瘢痕体质的新妈妈应该使用硅胶胶带，避免因为伤口过敏的瘙痒而带来的不适。

● 不要碰到伤口。由于剖宫产的切口靠近耻骨，因此手术前医生会剃掉部分阴毛，手术后毛发会长出，新妈妈一定要注意不要用手抓痒，以免刺激伤口。

● 小心处理伤口。在洗浴时如果不小心弄湿了伤口，轻轻擦干后涂上碘伏即可。如果伤口发生红肿、流脓等情况，要尽快去医院请医生处理。

剖宫产后的护理

由于剖宫产时使用的麻药会抑制肠蠕动，不利于新妈妈术后排便功能的恢复。

● 不可滥用止疼药。待麻药药效消失后，手术当天可以使用止疼药，但是之后就要努力忍耐，不要依赖止疼药，尽早实现肠蠕动的顺利恢复。

● 在上下床时可以先侧卧，借助手臂的力量支撑身体，不要勉强做动作，避免拉伸到腹部伤口。

● 及早下床活动。新妈妈应当尽量早下床活动，可以由慢及快、由少及多，逐渐增加活动量。尽早活动不仅可以促进肠蠕动，避免发生肠粘连，也可以促进子宫恢复。

● 剖宫产的新妈妈也可以借助束腹带来固定伤口，不要急于做恢复运动，进行健身等活动，等腹部伤口完全恢复之后，再循序渐进地进行健身等运动。

● 不要自行处理伤口。如果缝合线露出，切忌自行剪掉，更不能抽拉，应去医院让医生来处理。

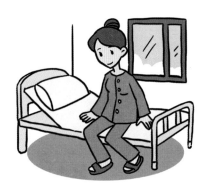

三、大小便恢复

不管是自然分娩还是剖宫产，新妈妈产后恢复的第一步，应该是大小便的恢复。

① 怀孕过程对新妈妈身体多处的改变和影响是很大的。骨盆底肌肉松弛会引起收缩无力，会影响排便功能。② 在分娩过程中，自然分娩的新妈妈会阴部或多或少会受到损伤，也会影响排便。③ 剖宫产手术时的麻药会抑制肠蠕动，不利排便功能恢复。④ 不管是自然分娩还是剖宫产，由于产后身体虚弱，新妈妈卧床的时间相对较长，这也对肠蠕动的恢复不利。⑤ 肠内容物在体内存留时间过长，水分会被身体吸收，大便就会干燥，排泄也就更加困难。

注意产后第一次大便，可以尝试用开塞露帮助排便，避免盲目用力，防止发生直肠脱出、肛裂等。

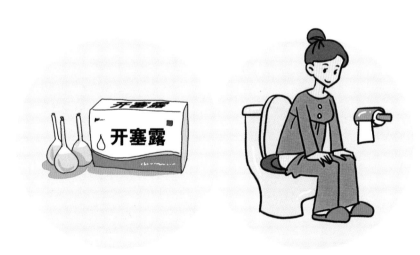

注意生活细节，预防产后便秘

● 注意饮食

① 不要吃得过于精细，要多摄入膳食纤维。② 注意荤素搭配，多吃新鲜的蔬菜和瓜果。③ 忌吃辛辣刺激的食物。④ 不要饮酒，要多喝水、喝汤。⑤ 喝点温润的小米粥，为身体补充水分。

● 适当运动

新妈妈注意不要长时间卧床，适当的运动可以防止便秘，对身体各个方面的恢复都有益处，勤翻身，利用吃饭的机会坐起来或下床走动。

● 提肛锻炼

时常做做提肛动作，促进肛门周围血液循环，还能锻炼骨盆底肌肉，帮助子宫复原。

● 保持心情愉悦

保持心情愉快，避免情绪的起伏波动。坏情绪不仅影响产奶量，还会影响排便。

● 养成良好的习惯

① 每天早上起床后喝一杯温开水，帮助肠胃蠕动。② 按时吃饭，按时休息，生活规律。③ 按时排便，形成条件反射。④ 蜂蜜有润肠的作用，适量吃些蜂蜜，可润肠通便。

治疗便秘

● 在医生的指导下，用一些通便的药物来促使排便，情况非常严重时可以用灌肠的方法，但是不要长期依赖药物进行排便。

● 除此之外，还可以每天在腹部做顺时针方向的按摩。每天按摩 3~4 次，促进肠道蠕动，帮助排便。

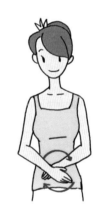

● 当便秘的情况发生后，要在饮食上做出调整，并且养成每天按时大便的好习惯。

尽早小便，避免尿潴留

如果产程过长，新妈妈没有及时排尿，并且过度疲劳，会导致膀胱、尿道黏膜充血水肿，进而引发尿潴留，表现为产后 6 小时仍然不能正常排尿，但膀胱却是充盈的。尿潴留可能会影响子宫复旧，也有可能引发泌尿系统感染。

在孕期，孕妇就要注意多运动，尤其要加强腹肌、骨盆底肌肉的锻炼。即使分娩过程中造成会阴损伤，产后也不要因为惧怕疼痛不敢用力排尿，在产后4小时就要主动排尿，不必等到有尿意的时候才去。如果不习惯在床上排尿，就下床到卫生间解决（剖宫产的新妈妈手术后要平躺8个小时后才能下床）。这个过程不要着急，可以慢慢进行，尤其是蹲下和站起的动作要轻，避免用力过猛对膝盖造成损伤及拉扯到伤口。排尿时不要有心理障碍，可以用深呼吸的方法，帮助自己克服心理障碍，顺利排尿。

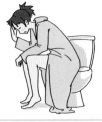

 排尿帮助

1 收缩膀胱肌肉

如果不能顺利排尿，可以在腹部做热敷，或用温水洗外阴部促进局部血液循环，进一步促进膀胱肌肉的收缩。

2 外界刺激

可以打开卫生间水龙头，哗哗的流水声或其他人的小便声均可刺激产生尿意，引发自动排尿。

3 导尿管

在排尿十分困难的情况下，可以在医生指导下留置导尿管，用外力帮助排尿，使膀胱充分休息。待48小时之后，分阶段夹住导尿管，让膀胱肌肉恢复工作，等完全恢复之后再拔除导尿管。

四、恶露，身体恢复的观察窗

什么是恶露

　　分娩后，坏死蜕膜组织、黏液、白细胞及细菌等随着血液一起排出体外，这就是产后恶露。恶露一般会持续 4~6 周，通过观察恶露的变化，可以了解到新妈妈身体恢复的状况。

 恶露分为三个阶段

红色恶露

　　第一个阶段是红色恶露，因为含有大量的红色血液而得名。这个阶段恶露排出量很大，是平时月经量的 3~5 倍，含有血液、小血块和坏死蜕膜组织。由于大多自然分娩的新妈妈会阴部都有损伤，因此为了保证伤口的清洁和干燥，在红色恶露期一定要勤换卫生巾，此阶段会持续 2~3 天，之后出血量逐渐减少。

浆液恶露

　　第二个阶段是浆液恶露，为浅红色浆液状，多含有宫颈黏液、坏死蜕膜组织和阴道分泌物、细菌等，持续时间约一周。

白色恶露

第三个阶段为白色恶露，为接近淡黄色的黏稠状，不再含有血液，但含大量白细胞、蜕膜、表皮细胞和细菌，约持续 3 周。

通过恶露判断身体恢复状况

对于自然分娩的新妈妈来说，恶露一般持续 3~4 周就会排净，并且流量是越来越少的，少数新妈妈由于体质原因，恶露会持续约 1 个月。只要恶露流量没有突然增大，没有连续或偶尔出现较大的血块，都属于正常现象。如果产后 2 个月恶露仍然没有排净，或者出现恶露流量突然增大、有异味、腹痛等情况，应该到医院请医生诊断是否患有其他病症，避免产后大出血带来的危险。

促进产后恶露排出

在剖宫产手术时，医生会尽量把恶露清除，但是自然分娩的新妈妈就要靠子宫自身的收缩力量使恶露排出体外了。新妈妈可以运用按摩的方式帮助恶露排出。分娩后，子宫会逐渐收缩，并从肚脐的位置逐日下降到骨盆腔。新妈妈可以用手在肚脐周围轻轻按压，找到子宫的位置，然后顺时针在腹部按摩，帮助子宫收缩并排出恶露。

产后恶露异常的原因

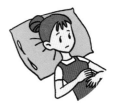

恶露的多少和新妈妈本身体质、胎儿大小等有关。一般来说，产后恶露异常有以下原因。

子宫收缩力差，子宫复旧不良，或者患有子宫内膜炎症。

分娩后，胎盘或胎膜组织未能完全排出体外，在子宫内有残留。

服用的药物中含有血管扩张剂成分，或新妈妈过度疲劳，没有得到充分的休息。

生化汤有助排净恶露，但是食用过多就会引起恶露难以排净，导致子宫收缩不好。

专家解说 Expert interpretation

●警惕产后大出血

产后大出血大多会发生在分娩后 24 小时内，但是也有在产后 1 个月发生的。严重的产后大出血会给新妈妈带来生命危险，因此一定要注意观察恶露，如果遇到产后大出血必须尽快就医。如果新妈妈在孕期就患有妊高症或贫血，那么应该尤其注意观察恶露的量。产后大出血会引发浑身乏力、怕冷、嗜睡、没有母乳泌出、月经迟迟不恢复、容易昏倒、血压偏低等后遗症，遇到类似的情况一定要及时去医院请医生诊断，对症下药。

五、月子里运动宜缓勿急

怀胎十月，大部分新妈妈的体重都在孕期大幅度增加，即便是分娩后，身材也不似怀孕前窈窕，腹部依然突出。在月子里，新妈妈要关注的问题很多，比如伤口是否恢复良好、母乳的量是否足够、照顾新生儿等，这个时候身材的烦恼可以排在稍后一点儿的位置，不必过于焦虑。

月子期间运动要谨慎

大约有一半的新妈妈会在月子结束后恢复到怀孕前的体重，而另外一半也会在产后半年左右恢复，因此完全不用在月子里急着马上运动，更不要为了减肥而节食。

如果在身体还没有恢复的时候进行剧烈运动，不但不利于剖宫产新妈妈的伤口恢复，也有可能造成自然分娩新妈妈外阴伤口的二次损伤。

这个时候新妈妈要保证好好吃饭，保证营养充足，把自己的身体调理好，这样才能为宝宝提供更优质的母乳。母乳不仅是新生儿最好的食物，而且亲自哺乳更能够促进新妈妈的新陈代谢，消耗掉体内积存的脂肪，这是一举两得的事情，每一个新妈妈都要树立信心，实现母乳喂养。

月子期间可以做些什么运动

中国传统的"坐月子"在现代社会也有了新的变化。"坐月子"并不是指老老实实地在床上待一个月，如果长时间坐着或者躺着，容易使人倦怠，更容易囤积脂肪。新妈妈在分娩后要尽早下床活动，比如自己上厕所，自己坐起来吃饭，月子期间的刷牙、沐浴都可以正常进行。新妈妈争取做到生活基本自理，这对身体各方面的恢复都是有帮助的，但也要注意避免久蹲和弯腰的动作。

伸展运动

分娩 2 周后，新妈妈可以尝试做一些简单的伸展运动，既能调节身体新陈代谢，也对消耗体内脂肪、减少赘肉有帮助。对剖宫产的新妈妈来说，这个时候的伤口已经拆线了，如果愈合情况良好，没有感染，也可以进行适当的健身运动。

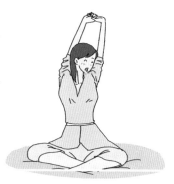

减脂运动

新妈妈可以在休息时自己按压三阴交穴和关元穴，这能帮助消耗腹部脂肪，也是最简单、最轻松的瘦身运动了。

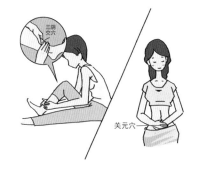

● 注意事项

使用束腹带能够帮助骨盆恢复，但是一定不要束得太紧，并且在晚上睡觉时要去掉束腹带，让身体得到休息。

● 选用原则

市面上可以看到很多种类的束腹带，在选择束腹带时，一是不要指望一条束腹带用到底，二是要选择可信赖品牌的产品。

● 区别对待

在产后初期，以身体舒适为首要原则，束腹带可以选择弹性较好的；分娩2周后，可以选择束缚力大、弹性小的束腹带。

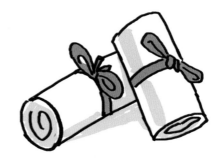

六、月子饮食方案：
分阶段温和进补

月子期间要注意营养搭配，饮食以清淡为主，可以少食多餐，照顾逐步恢复中的肠胃。现在的新妈妈大多都会更注意自己的身材，担心多余的热量变成脂肪堆积在身上，这时就需要在饮食上多花些心思了。

月子饮食：面面俱到

有技巧地摄入必需的营养成分，尤其是蛋白质、维生素、钙和铁，而肉类、蔬菜、水果、五谷、米酒、老姜和麻油都是在月子期间可以多吃的食物。

尽量避免食用太咸的食物，但是也不要完全不吃盐，否则会影响新妈妈和新生儿的健康。

此外，太油的食物会增加肠胃的负担，引起消化不良，还容易造成便秘或者腹泻。

进行全母乳喂养的新妈妈，还要多注意增加汤汤水水的摄入，水分是乳汁的重要成分，多喝水才能保证乳汁的分泌量。

月子早期（产后1周）：
饮食清淡，避免大补

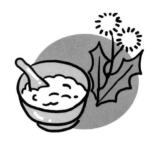

产后初期：为了帮助恶露排出，可以选择有助子宫收缩的生化汤。

产后1～2天：新妈妈的胃肠功能还没有恢复，这个时候应该选择容易消化的流质食物，如粥、面条等，不能吃油腻的食物。

产后3～4天：新妈妈不要急于多喝汤，以免乳汁分泌超过宝宝的吮吸量而使乳房瘀胀，引起乳腺炎。

产后1周：新妈妈的胃肠功能恢复了，可进食鱼、蛋、禽等，但为了使其容易消化和增加泌乳量，最好做成汤类食用。

剖宫产的新妈妈：术后6个小时内需要禁食，之后可以吃一些流质食物，但是要避免摄入容易导致胀气的食物，比如牛奶、豆制品、红薯等，可食用一些有助排气的食物，如萝卜汤等，以增强肠蠕动力，促进排气。1天后新妈妈的胃肠功能开始恢复，可摄入一些流食，如蛋汤、米汤等。排气后，新妈妈的饮食可由流食改为富有营养并易消化的半流食，如粥、面条、馄饨等，然后依个人体质逐渐恢复到正常饮食，但还是需要避免油腻。

伤口还未愈合的新妈妈：在月子早期就不要喝生化汤了，否则伤口愈合会更加困难，也不要多吃鱼类，其中有抑制血小板凝聚的物质，也会阻碍伤口愈合。

生化汤

● 食材：

当归 12 克，川芎 6 克，去心桃仁 1 克，炮姜 1 克，炙甘草 1 克，米酒水 500 毫升。

● 做法：

①在锅内倒入 300 毫升米酒水并加入药材，加盖用文火煮至药汁剩 200 毫升时熄火，倒出药汁备用。

②留有药材的锅内再加入剩下的 200 毫升米酒水，加盖用文火煮至药汁剩 100 毫升时熄火。

③倒出药汁，与上一次煮好的药汁混合。

● 用法：

一般情况下，产妇在产后 2 ~ 3 天就可以喝生化汤了。生化汤一般为 1 天 1 帖，分成早中晚 3 次或多次服用，自然分娩约服 7 帖，剖腹产约服 5 帖，空腹喝效果更佳。喝不完的部分可放入保温壶，留待下次饮用。

专家解说　　Expert interpretation

服用生化汤后要留心恶露的颜色、量、气味等，如恶露有变化或异常应咨询医生。

生化汤饮用注意事项

主要功效

生化汤主要由当归、川芎、桃仁、烤老姜、炙甘草组成。当归养血补血，川芎行血活血，而桃仁则可以破血化瘀，所以生化汤有养血活血、产后补血、祛恶露的功效。

饮用时间

产后喝生化汤的时间不要超过2个星期。产后恶露已行，瘀血排出通畅，而无小腹疼痛（即子宫收缩）诸症的产妇，不必继续服用生化汤。否则生化汤反而会对子宫内膜的新生造成负面影响，让新生子宫内膜不稳定。

不宜服用

服用生化汤过程中，如果有感冒、产后发烧、产后感染发炎、异常出血、咳嗽、喉咙痛的症状须尽早到医院就诊，不宜继续服用生化汤。

停止服用

如果在服用生化汤后发现出血量增加，则必须停服，并立即咨询医生，积极寻找原因。

谨遵医嘱

如恶露过多，出血不止，血色鲜红夹瘀块，辨证属热，应在医生指导下对症施药，不可盲目服用生化汤。或产妇服用生化汤之后，出现拉肚子的情况，也须咨询中医师后再做调整。

调理滋养餐推荐

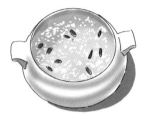

山药粥

材料：山药、大米各 100 克，桂圆少许。

调料：盐少许。

做法：①山药去皮洗净，切成滚刀块，桂圆去壳备用。

②大米淘洗干净放入锅里，加适量清水烧开，中火煮约 15 分钟后，放入山药块、桂圆肉继续煮，10 分钟后加少许盐调味即可。

功效：营养丰富，滋补脾胃，有利于产后恢复体力。

鸡蓉粟米羹

材料：玉米粒 400 克，鸡胸肉 200 克，鸡蛋 1 个，枸杞少许。

调料：淀粉、盐各适量，香油、白糖各少许。

做法：①鸡胸肉洗净，剁成蓉，加入淀粉、水，搅拌均匀。

②鸡肉蓉、玉米粒、枸杞、清水、白糖、香油、盐放入锅中，用大火煮约 5 分钟。

③鸡蛋打散，逐渐淋入锅中，搅拌均匀，2 分钟后起锅即可。

功效：鸡肉可补益五脏、益气力、助阳气，此粥对产后体弱乏力、脾胃虚弱、气血不足、乳汁缺乏都有很好的食疗作用。

月子中期（产后 2~3 周）：
调养肠胃，滋补气血

月子中期，新妈妈的肠胃逐渐恢复正常，这时便可以正常进食了，但还是提倡少食多餐。

营养要均衡

这时新妈妈可以多吃些鱼、肉、奶、蛋，保证蛋白质的摄入量，为了保证乳汁的充足，新妈妈还可以多补充水分，多喝汤——汤中要少盐、少味精，并且要去油。清淡些的蛋花汤、蘑菇汤等都是很好的选择，炖鸡汤则需要把浮油去掉。

顺产的新妈妈会阴处的伤口还没有完全愈合好，这时还是需要注意避免便秘，可以多吃一些蔬菜和水果，如葡萄、木瓜、桃子等，增加膳食纤维的摄入，促进肠胃蠕动、通便。注意，西瓜性凉，这时最好不要吃。

月子里食用红糖能够帮助排出恶露，促进子宫收缩，新妈妈可以把红糖加在糯米粥里，或者直接冲红糖水。但是食用红糖的时间不能太久，分娩后不要超过 2 周。红糖比较燥热，补太多容易上火，对恶露的量也有影响，可能会导致出血过多。

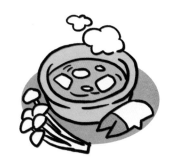

调理滋养餐推荐

香菇豆腐鲫鱼汤

● 材料：

鲫鱼450克，北豆腐150克，香菇80克。

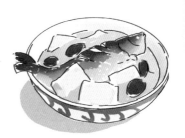

● 调料：

盐、植物油、姜块、姜末、蒜末各少许。

● 做法：

①鲫鱼收拾洗净后沥干水分。

②锅烧热，用姜块擦一下，放入油，将鲫鱼入锅煎到两面微黄。

③倒入清水，放入姜末、蒜末，用大火烧开，待汤色变白，放入切好
　十字花刀的香菇，用小火炖约20分钟。

④最后放入豆腐，炖约10分钟，加盐即可。

● 功效：

富含蛋白质和多种维生素，可健脾利湿、和中开胃、活血通络、补虚通乳，
是产妇补益、调养的理想食品。

花生鱼头汤

● 材料：

大鱼头 1 个，花生 100 克，腐竹、
红枣各适量。

● 调料：

生姜适量。

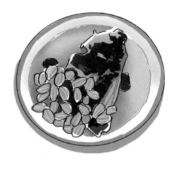

● 做法：

①花生洗净，清水浸半小时；腐竹洗
　净、浸软，切小段；红枣（去核）洗净。

②鱼头洗净，斩开两边，起锅下油略煎。

③把花生、红枣、姜片放入锅内，加清水适量，武火煮沸后，文火煲
　1 小时，放入鱼头、腐竹再煲 1 小时即可。

● 功效：

富含不饱和脂肪酸、蛋白质，可用于防治营养不良、脾胃失调、咳嗽痰喘、
乳汁缺乏等症，是一道营养丰富的月子滋补汤。

牛奶红枣燕麦粥

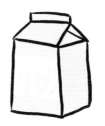

● 材料:

燕麦 10 克,牛奶 120 克,红枣 15 克。

● 调料:

冰糖适量。

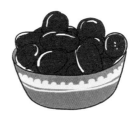

● 做法:

①燕麦淘洗干净,沥水捞出放入煲内。

②煲内倒入适量清水,大火烧开,转小火,慢慢熬煮 20 分钟左右,至燕麦软烂浓稠。

③关火,用漏勺捞出燕麦,沥水后再次放入煲内。

④加入牛奶、冰糖和红枣,小火慢煲至牛奶烧开、燕麦粥浓稠即可。

● 功效:

富含蛋白质、维生素 B_1、维生素 B_{12} 和植物纤维,有调理产妇消化功能的作用。

月子末期（4~6 周）：
饮食规律，调节内分泌

在月子末期，新妈妈应该逐步把生活作息调整到正常，每天准时一日三餐，上午和下午还可以再加点心。这时恶露已经快要排干净，新妈妈应再辅以简单的运动，注重骨盆腔的修复，改善肌肉弹性，调节内分泌。

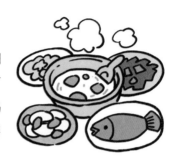

保持心情愉快

新妈妈还要注意保持心情愉快，这对身体内部的调节非常重要，而且心情还会影响母乳的分泌。

远离刺激性食物

对于要哺乳的新妈妈来说，整个哺乳期都要忌食刺激性食物，酒、咖啡和茶类更是不能碰。

适度滋补

对于滋补的药材或者食物，新妈妈仍然需要依据自己的体质进食，虽然胃肠功能已经恢复，但是过多的营养仍然有可能造成负担，便秘和腹泻还是会随时找上门来。

补充热量

产后新妈妈每天需要热量 2700 ~ 2800 千卡，因此新妈妈的饮食量比怀孕前增加 30% 左右就好，不宜大量进补，超量进食；菜谱也需要考虑营养的均衡，荤素搭配、多样化，尽量不挑食、不偏食。

调理滋养餐推荐

花生猪蹄汤

● 材料：

猪蹄、花生各 200 克。

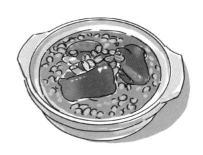

● 调料：

料酒、葱、姜、盐各适量。

● 做法：

①猪蹄入沸水焯烫后拔净毛，刮去浮皮，洗净。

②提前 1 小时浸泡花生，去皮；姜洗净切片，葱洗净切段。

③猪蹄入锅，加清水、姜片煮沸，撇沫。

④放料酒、葱段及花生，加盖，小火炖至半酥，加盐，再煮 1 小时左右即可。

● 功效：

富含蛋白质、脂肪、碳水化合物、维生素 A、B 族维生素、维生素 C 及钙、磷、铁等营养物质，对于哺乳期妇女能起到催乳和美容的双重作用。

党参当归炖乳鸽

材料: 乳鸽 350 克，红枣 35 克，党参 20 克，
当归 10 克。

调料: 盐适量。

做法: ① 乳鸽收拾洗净，焯水。

② 砂锅中放入清水，再放入乳鸽、党参、当归、红枣，用大火烧开。

③ 待汤汁收到一半时，加盐调味即可。

功效: 含有丰富的维生素和微量元素，可以滋补肝肾、补气血，并能增进食欲、加快创伤愈合，对产后出血及剖宫产产妇有良好的恢复作用。

专家解说　Expert interpretation

● 心情愉悦、饮食规律是月子里瘦身的关键

新妈妈在月子里要面对身体、生活的巨大改变，再加上体内激素的变化，情绪的起伏是很常见的，因此一定要注意调节好心情。保持心情愉快、合理饮食、适度的运动是产后瘦身的关键。如果月子没有坐好，就会影响身体的恢复，给将来的瘦身带来更多的难题。

七、注意生活小细节，
产后恢复快

产褥期严格地来说，共有 42 天，也就是分娩后的 6 周。新妈妈在分娩时会消耗大量的体力，而十月怀胎也让身体改变很多，因此分娩后需要一段时间恢复体力、调理好身体。

需要格外注意的生活小细节

坐月子期间，新妈妈除了要在饮食上注意搭配，护理好伤口，照顾好新生儿之外，还需要格外注意一些生活小细节。平时一些不起眼的习惯，在月子这个特殊的时期也可能会给新妈妈带来困扰。

洗澡洗头都可以，吹干头发最重要

在旧时代，生活条件不好，无法为新妈妈做好保暖的工作，因此有月子里不能洗头发、不能洗澡的习俗。现在生活条件好了，能够保证新妈妈不会着凉，再加上分娩时出了很多汗，还有恶露排出，因此清洁是必须要做好的。

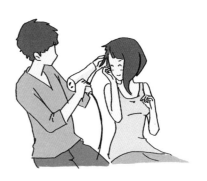

自然分娩的新妈妈可以在产后 3 天沐浴，剖宫产的新妈妈需要等 1 个星期，待伤口愈合状况良好时再沐浴。新妈妈出汗比平时多，身体也比较虚弱，因此沐浴的时间不要过长，以防虚脱。新妈妈在洗澡前要关好家里的门窗，洗澡时要注意水温足够高，洗完后用毛巾尽量把水分全部擦干，并且用吹风机吹干头发后再从浴室出来，避免受到冷风的吹袭，留下后遗症。

不要因为担心"产后风"而严密地"捂着"

"产后风"是指产妇在生产后由于筋骨和毛孔都处于张开的状态，风寒侵入骨缝中，从而造成的肢体关节的疼痛。

冷水和阵风很容易侵入，导致关节酸痛、头痛，因此新妈妈一定要注意避开寒凉，洗脸洗手都要用温水。

夏天炎热的时候避免电风扇或者冷气直吹，而在冬天，如果取暖条件不好的话，头和脖子也要注意保暖，不要裸露在外面。

要注意的是，新妈妈和宝宝虽然身体虚弱，但也不能完全不开窗，如果空气流通不好，会带来细菌侵入致病的隐患。

新妈妈也不要一味地捂着自己，尤其是夏天，如果紧闭门窗、全身捂着还有可能引起中暑。新妈妈可以每天在固定的时段开窗通风，促进空气流通，注意不要被风直接吹到。即便在夏季，小腹和下体也要做好保暖，盖上薄被。

保护双手，不要"妈妈腕"

有一些妈妈在照顾婴儿的时候，如抱着婴儿喂奶、哄睡等长时间用力，没有及时得到休息，可能会引起腕部疼痛，俗称"妈妈腕"。还有的妈妈手指疼痛而无法自如伸展，可能是得了腱鞘炎。月子期间，新妈妈需要有一定的活动量来促进身体各项机能的恢复，但是也需要量力而行，适可而止。尤其是此时新妈妈的身体比较虚弱，不能按照之前的情况来判断自己的体力，抱孩子的姿势不要长时间不变，左右手可以轮流交换，在做抓、握和捏的动作时，不要突然使蛮力。

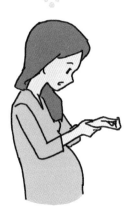

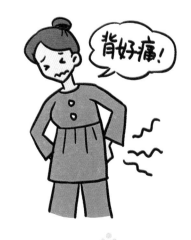

坐好月子，保护腰、背、腿

怀孕后期，由于胎儿增重，给孕妇的背部造成越来越大的压力，腰酸背痛就会找上门来。分娩之后，负重一下减轻，但是腰背还需要小心保护。新妈妈在月子期间要好好卧床休息，下床活动的时间不宜过久，久坐、久站都不可取，卧姿也要常常变换才好。新妈妈也不要提、举重物，注意背部和腰部的保暖，不要让风或冷气直吹。如果腰背仍然酸胀、疼痛，可以用热毛巾做热敷，促进局部血液循环。

必须重视的生活小细节

及时补充水分，促进新陈代谢

新妈妈体虚多汗，这是正常现象，多喝水、喝汤，保证身体的需要即可。水果虽然也可以补充水分，但是有些寒凉的水果新妈妈不宜过多食用，比如西瓜、梨。一些利尿的蔬果会加速身体水分的流失，也不宜多吃。

爱护眼睛，不流泪、少用眼

怀孕后新陈代谢的增加和激素分泌的变化，使得眼角膜弧度、厚度和敏感度改变，产后慢慢才能恢复过来。为此，新妈妈最好别轻易流泪，否则坐完月子后，眼睛会容易酸痛。而且月子期间应尽量少用眼，少看电视、书报，少玩手机、电脑，如果一定要看，记住每15分钟让眼睛休息10分钟。新妈妈如感觉眼睛疲劳，可用热毛巾敷于眼部数分钟后，再进行眼部按摩。

产后2周内卧床休息，月子期间不爬楼梯，产后半年内不提重物

怀孕时子宫被撑得非常大，产后子宫会收缩，之前被膨大的子宫推压移位的内脏器官也需要时间慢慢恢复原位。若产后常起来走动以及用力过度，就会造成子宫收缩不良和内脏下垂。不过卧床休息不等于产后一点儿不下床，适度下床活动不但有助于子宫复旧，还能防止下肢血液循环不畅。

八、细解坐月子的误区

　　我们经常会看到关于国外女性生孩子的报道，对比中国传统习俗对坐月子的严格要求来看，国外女性在产后做出的种种举动常常显得令人咋舌。比如说，刚在医院里生产完，新妈妈就会吃冰激凌、喝冰水，这如果让中国的外婆或者奶奶看到了，可就不得了了，保暖还来不及，竟然吃这么凉的东西。而且国外的女性生完孩子就会洗澡冲凉，穿裙子出门都是司空见惯的事，而我们则谨小慎微。

坐月子，中西各不同

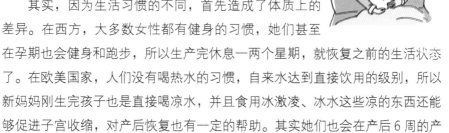

　　其实，因为生活习惯的不同，首先造成了体质上的差异。在西方，大多数女性都有健身的习惯，她们甚至在孕期也会健身和跑步，所以生产完休息一两个星期，就恢复之前的生活状态了。在欧美国家，人们没有喝热水的习惯，自来水达到直接饮用的级别，所以新妈妈刚生完孩子也是直接喝凉水，并且食用冰激凌、冰水这些凉的东西还能够促进子宫收缩，对产后恢复也有一定的帮助。其实她们也会在产后6周的产褥期需要特殊照顾，在饮食上也会特别注意营养的搭配，只不过更注重通过运动来恢复身材，不像我们传统的坐月子方式需要静养调理。

　　不管是西方月子的"豪放"还是中国月子的"婉约"，大家都会遵从身体的自然规律，在分娩后有一个休整恢复的阶段。关于坐月子，还有不少误区需要了解，新妈妈们需要学习适合自己的坐月子方式，不迷信老传统，也不盲目模仿国外的习惯，遵循科学的方法坐好月子。

走出坐月子的六大误区

● 误区一：多吃鸡蛋

在以前生活条件差的时候，鸡鸭鱼肉不常见，因此鸡蛋是非常好的营养来源，那个时候的新妈妈几乎只有在月子里才能吃到鸡蛋，补充身体需要的蛋白质等，所以多多益善。现在生活条件改善，有非常多有营养价值的食物可供选择，因此新妈妈不必只吃鸡蛋。鸡蛋吃太多会加重消化系统的负担，容易引起便秘。

● 误区二：刷牙会造成牙齿松动，引起牙痛

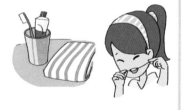

新妈妈在分娩后身体正处于抵抗力很弱的时候，病菌很容易乘虚而入，这个阶段更应该认真刷牙，保护好牙齿。漱口水并不能代替牙膏。每天早晚两次刷牙、使用牙线，在刷牙时用温水漱口，不要沾凉水就可以了。

● 误区三：产后脾气大

分娩后新妈妈的情绪变化大，可能表现出焦虑、烦躁、抑郁，甚至用过分的语言和行为对待家人，这与分娩后身体的激素变化有很大关系。家人，尤其是丈夫要多理解、体贴新妈妈，如果情况特别严重则很有可能是患了产后抑郁症，需要去医院诊断和治疗。

● 误区四：坐月子要穿得厚点，裹头扎腿

新妈妈非常容易出汗，这是身体的自然反应，因为怀孕时身体聚集了过多的水分，在分娩后身体要逐渐把这些水分排出体外，因此新妈妈这个阶段出汗非常多，也容易感觉疲惫。如果衣着过厚，影响身体排热，那么新妈妈出的汗就会越来越多，甚至会引起中暑。坐月子期间，新妈妈只要注意别直接被风吹到即可，没有必要把自己裹成木乃伊。

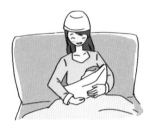

● 误区五：产后需要大补特补

经过十月怀胎、一朝分娩之后，新妈妈的身体的确需要很多营养，尤其是要哺乳的妈妈，还要照顾到婴儿身体成长的需求。不过刚刚生完孩子的新妈妈，体力和精力都需要一段时间来慢慢恢复，这个时候吃太多的补品，比如人参，反而会给新妈妈的身体带来危害，导致精神亢奋或者恶露量增大，加重气血两虚的状况。

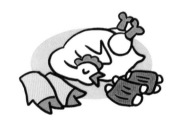

● 误区六：看电子屏幕会伤眼睛，可以多看书

新妈妈几乎都知道看电子屏幕时间久了会视觉疲劳，因此会控制自己看电视、手机、电脑的时间，但是看书久了也同样会引起视觉疲劳。不管看什么，都要注意劳逸结合，让眼睛得到充分的放松和休息。

产后检查的时间和项目

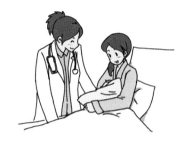

时间	需要检查的项目		
产后 2 周	◆ 会阴撕裂或侧切处的恢复情况。 ◆ 剖宫产伤口的愈合情况。		
产后 6 周	全身检查	测体重、量血压、血常规、尿常规等。	
	妇产科检查	检查会阴及产道裂伤愈合情况、骨盆底肛门组织紧张力恢复情况及阴道壁有无膨出。	
		检验阴道分泌物判断有无炎症。	
		子宫恢复是否正常，阴道内环境是否恢复正常。	

专家解说 Expert interpretation

　　怀孕期间有妊高症的新妈妈，在产后检查时需要确定血压是否仍在继续升高，如果分娩后有产后并发症，则需要到内科检查。婴儿也应该在 42 天时随妈妈一起去医院做一次全身体检，看看生长发育是否达标，比如心脏杂音在刚出生时还难以判断是否有实际意义，在 42 天体检时医生就可以对心脏杂音的性质做出明确判断了。一般情况下，婴儿在 42 天体检时心脏杂音会消失。

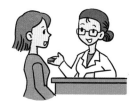

专家 诊室

Q 产后不能吃寒凉的东西，水果我妈妈都是煮过才给我吃。可味道实在是不敢恭维。真的必须吃煮过的水果吗？

A: 不需要。产妇产后脾胃虚弱，不能吃寒凉的食物，所以我们不能直接从冰箱里拿出水果就吃，要先放一放，吃常温的即可。水果中有很多水溶性维生素，水煮后容易流失掉。

Q 我生完孩子十几天，这两天突然发烧，检查结果是盆腔炎，请问我应该怎么护理？要吃退烧药吗？吃了药还能哺乳吗？

A: 产后盆腔炎需要及时治疗，在急性期就把它彻底治愈，在用药上主要是抗生素。当然，医生会选用在哺乳期可以安全使用的药品，所以产妇不用担心。除非医生要求，否则是可以继续哺乳的。

产后盆腔炎重在预防，一是做好围产期保健，避免产前感染。二是产后性生活不要开始得太早，以免造成感染。同时，穿透气性好的内裤，并勤换勤洗。三是适当活动，好好休息，不要过度劳累。

Q 夏天坐月子能吹空调吗？家里老人说要穿长袖衣服和长裤，还要穿包脚的鞋，可那么穿该多热啊。

A： 按过去的老习惯，坐月子不能受风，即使在大暑天里，产妇也要包裹得严严实实的，甚至有产妇因此而中暑到医院来急救。我们要尊重传统，但更要相信科学。

在穿着上，只要是宽大舒适的衣服就可以了，没必要包裹得喘不过气来，但室温不宜过高，要经常通风换气。如果温度过高，也可以利用空调来降温。当然，产妇不宜直接对着风吹，可以在通风换气或者开空调的时候，把产妇和孩子挪一下，等到室温降下去了，温度适宜了，再让产妇和孩子进屋。

Q 听说产后发热是常见的现象，请问怎样区分正常泌乳热和疾病的发热？

A： 产妇代谢旺盛，产后 24 小时内体温可能会稍微增高，但不会超过 38℃。产后 24 小时就给宝宝喂奶，由于乳房充血，血液和淋巴回流受影响，产后第 3 ~ 4 天通常也会体温升高，这就是泌乳热。同样，泌乳热也不会高于 38℃，一般持续 4 ~ 16 小时后体温会自然下降。

产妇需要特别注意的是产褥热，也就是产褥期发热。分娩后 24 小时到产后 10 天内，每天测量 4 次体温，每次间隔 4 小时，如果一天内有 2 次体温达到或超过 38℃，就是产褥热。一旦出现产褥热，那就意味着极有可能发生产褥感染了。

Q 有人说剖宫产产妇的恶露会少一些，真是这样吗？

A: 确实如此。因为剖宫术中，胎盘会被完整地取出来，与顺产相比，会减少一些组织的残留。但是因为剖宫产过程中宫口没有完全打开，所以恶露排除的方式会是稀稀拉拉的。但是，持续时间最长不会超过 2 个月。

我想给产妇们提个建议，恶露期间如果用卫生巾或者护垫的话，在量不是很多的情况下，洗完澡后可以停一会儿再垫，以帮助保持会阴部的干燥，从而预防湿疹，加速伤口愈合。

Q 我婆婆是南方人，他们那儿产妇喝很多米酒，所以月子里她每天让我喝米酒；我是北方人，我们的习惯是月子里喝各种汤。现在我婆婆和我妈每天为吃的打仗，我和老公不胜其烦。我们应该听谁的呢？

A: 中医认为米酒有活气养血、滋阴补肾的功能，对产后气血大耗恢复元气、避免产后身体气血两虚有独特的功效，同时兼具催乳、增乳的效果，所以南方人多把它作为产妇的必需食物之一。当然，米酒里面也有酒精的成分，尽管很少，所以最好煮沸以使酒精挥发，避免酒精进入乳汁对婴儿造成影响。

北方人习惯为产妇煲汤，什么鲫鱼汤、鸡汤、猪蹄汤等，非常有营养，还能促使乳腺分泌乳汁，同样适合产妇食用。各地饮食习惯确实差别挺大，不好说谁对谁错。

大家都说月子里喝红糖水好，我想请问一下，红糖水是每天都喝吗？每天大约喝多少呢？大约需要喝到什么时候呢？

A：红糖能提供丰富的营养，具有良好的保健作用。它含有丰富的钙、磷、铁、锌等矿物质，同时还含有胡萝卜素、维生素 B₂ 和尼克酸以及一些微量元素。红糖的钙含量约是白糖的 8 倍，铁含量是白糖的 3.7 倍。红糖性温和，可以健脾暖胃、益气养血、活血化瘀，能够帮助产妇补血、散寒和补充热量，这些对产妇都特别有用。红糖还能够利尿，防治产后尿失禁，促进恶露排出。因为它的含铁量高，尤其有助于产后补血。

月子里红糖的食用方法主要以直接冲糖水食用为主，也可将红糖加在桂圆蛋、糯米粥等甜点里食用。切记不要过量和过长时间食用，一般产妇食用红糖最好控制在 10 ~ 12 天，每天最好不要超过 20 克。对于初产妇来说，子宫收缩一般都较好，恶露的颜色和量一般都比较正常，如食用过多有活血化瘀功效的红糖，可能会使恶露增多，导致慢性失血性贫血，而且会影响子宫恢复以及产妇的身体健康。

因为红糖是粗制品，未经消毒，产妇食用前可将其隔水蒸热或煮开，以免引起腹泻。另外，红糖水会冲淡胃液，使人的食欲减退。

Q 月子里刷牙、洗头、洗澡一定要用熟水吗？我妈妈都不让我用热水器的水洗澡，说对身体不好。现在每次洗澡都兴师动众的，特别麻烦。

A： 月子里产妇出汗多，但只要伤口愈合就可以淋浴了。没有必要用熟水，热水器的水就可以了。至于刷牙，可以用温开水，并先把牙刷泡软，一天早晚刷两次。

Q 我生孩子是顺产，阴部中度撕裂，医生也做了缝合，但月子里不可能天天躺着或者站着，当选择坐姿时，伤口就疼得快裂开了，我该怎么办呢？

A： 坐的时候注意一下坐姿。如果是侧切，刀口一般在左边，这时候坐起来身体重心可以稍稍偏向右侧，防止伤口受压而导致切口表皮错开。如果是撕裂也一样，坐的时候身体重心稍偏向没有伤口的一侧。现在有一种专用的产妇坐垫可以缓解这种难言之痛。这种坐垫中部掏空，类似于轮胎，可以给受伤的会阴部一个很好的保护，有需要的妈妈可以去母婴用品店找找看。

有产伤的产妇尤其要避免便秘。产后在体力许可的情况下尽早下床活动，多吃新鲜蔬菜和水果；分娩 2 个星期后可以多喝鱼汤、猪蹄汤等下奶，但应避免吃辛辣刺激的食物，以防止出现便秘。万一出现便秘，排便时不要太用力，以免伤口裂开。伤口拆线后也不要干重体力活，下蹲用力的动作也要禁止，以防止伤口裂开。

Chapter2

好脸色，
从产后补气血
开始

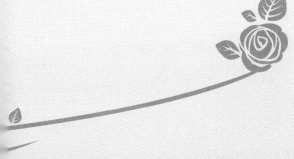

一、产后调理气血，避免"月子病"

传统中医认为，怀孕容易引起女性气血两虚。

 原因
- 分娩时用力、失血过多等会导致气血的耗损。

- 子宫的脉络被损伤也会导致脉络瘀阻不通、经气瘀滞、旧血停留。

 后果
- 由于气血虚弱导致身体对环境的适应能力下降，新妈妈经常会怕冷怕风，容易感冒、关节痛。

 必要性
- 俗话说："气血足，百病除。"如果气血畅通、充足，全身经络疏通，人体的脏腑就能够得到很好的濡养，身体就会有一个非常好的内部环境，免疫力强，能抵御病菌的侵入。

产后调理的重要性

● 十月怀胎

孕妇用大量的血液与养分来孕育胎儿,在孕期补钙和补血(一般是缺铁性贫血)都是因为胎儿"夺走"了母体的钙和铁,这是哺乳动物的特性,以使即便在恶劣的生活条件下,胎儿都能够健康地成长。

● 一朝分娩时

产妇几乎是使尽全身的力量,拼命一般地把胎儿分娩了出来,流血并且出汗。即使体质再好的妈妈,由于血和津液的损耗,也会感到从未有过的虚弱,因此在分娩之后,新妈妈就像虚脱了一样。

● 产后一两天

往往在新生儿出生后的一两天,新妈妈会和孩子一样吃了睡、睡了吃,恢复精力。但是气血的恢复就不能够靠睡眠来解决了,新妈妈需要通过坐月子来调理气血,休养生息,恢复元气,使身体恢复到怀孕前的状态。

远离后遗症

如果坐月子期间没有好好地调理,不注意作息,营养不良或是过度疲劳,新妈妈会因为身体虚弱、免疫力下降而特别容易受到病毒的侵犯。如果不及时处理好,会因此留下一些后遗症,比如头痛、腰酸背痛、容易感冒、容易疲劳,等等。

避免月子病

月子里调养得当的话，不仅可以去除身体原有的坏毛病，还能使身体更加健康，让新妈妈更有魅力。但是如果月子里采用错误的方法，调理不当，会让新妈妈身体加速老化，落一身"月子病"，给日后的生活带来不便。

产后调理的 4 个时期

产后调理，需要根据身体恢复的情况循序渐进，每一个时期都有相对应的步骤和重点。

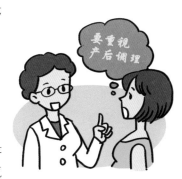

每个时期各有侧重

基本上，刚刚结束分娩的新妈妈的体质是处于血虚和血瘀状态，因此中医首先会以固气血为主。

1 促进恶露排出，帮助子宫收缩，促进乳汁分泌。

产后气血暴虚，这个时候本来需要大补，但是恶露还没有排干净，大补可能会造成失血过多，所以第一个时期还不能大补，吃些温润的食物即可。

2

养血补气，
加强子宫修复。

生化汤能够帮助子宫恢复，减轻产后腹痛，帮助恶露排出，但是不能多喝，以免恶露时间延长。

3

改善气血循环，
调理肠胃，
促进吸收。

这时不要再吃活血的食物了，应恢复到正常的饮食，也能做些简单的小幅度的运动，或者可以调配饮食，使营养吸收更全面。

4

调整新陈代谢，
减少恶露，
加强骨盆腔恢复，
促进子宫、卵巢
机能恢复。

这时恶露已经基本排净，新妈妈可以做些帮助骨盆恢复的运动，在饮食上也可以更加多样，但是月子期间避免吹凉风、不吃生冷食物、多补充水分等原则还是需要一直坚持的。

二、食补，要有针对性

月子期间的饮食应该以均衡为主，在刚刚分娩后的一周内不宜大补，如果吃太多补品，不仅会给身体的消化吸收造成负担，还容易导致上火、引起便秘。

均衡饮食

新妈妈应该多吃新鲜的蔬菜和水果，以补充维生素和膳食纤维，均衡摄取奶、蛋、豆、鱼和肉类，增加蛋白质的摄入，促进乳汁分泌。

少食多餐

新妈妈为了给宝宝提供充足的奶水，往往会餐餐过量，摄入过多的热量和高蛋白食物，也很容易囤积脂肪，给日后的瘦身带来不小的困难。因此新妈妈要采取少食多餐的方法，吃七八分饱，这样既能满足孩子的需要，也能满足自身的需要，还可以保持身材，有助于身体恢复。

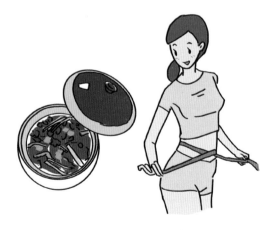

常见的产后不适往往与气血不足有关

腰酸背痛、易感冒、自汗、大便难、痔疮、奶水少等，都和产后气血虚弱有关。

气血是生命的根本

从传统的中医角度来看，气包含肝气、肺气、肾气、脾气等，是一个复杂又系统的整体，而血是气的源泉，气血是生命的根本，身体的任何一个部分都是围绕气血这个根本来运行的。

 气血的重要性

适应能力

气血可以调整身体对环境的适应能力，气血不足时身体的自我调节能力变差，因此会变得易感冒，天热了易出汗，天冷了又畏寒。

消化、排泄

气血会影响到消化吸收和汗、尿、粪便的排泄，如果气血不足，就会造成大肠传送无力和肠内干燥，引起便秘，甚至痔疮。

奶水的分泌

在哺乳的新妈妈，奶水的分泌更是离不开气血的疏通。

消除不适

在月子期间，新妈妈尤其需要补充气血来消除身体的各种不适。

有针对性的食补

调整肠胃促吸收

党参、淮山药、茯苓、扁豆、莲子、芡实连同猪肚或猪排骨一起煮成清汤服用。

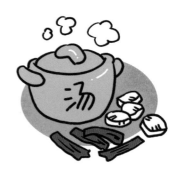

促进乳汁分泌

鲤鱼、车前子、玉米须一起放入锅中，加入适量水，用大火煮开后用小火煮熟。这除了能帮助乳汁分泌，还可以利尿、消水肿。

促排便

莲子、薏苡仁、南瓜丁和白米一起蒸熟；莲藕用开水焯一下，加上姜丝、辣椒丝、盐、糖和白醋一起拌匀；党参、山药、莲子、茯苓、芡实、扁豆、黄豆、薏苡仁泡水 6 个小时后，加入水打成浆，再加水煮开。

治腰酸背痛

杜仲、肉苁蓉、枸杞子、党参、当归同生姜、羊肉同炖，喝汤吃肉。

改善睡眠

炙甘草、浮小麦、红枣、合欢皮加水放入锅中煎煮，去渣取汁当茶饮。

清汤

喝鸡汤时把浮油去掉，或者去掉鸡皮之后再炖，鱼汤和排骨汤也应该清淡、少油。

新鲜蔬果

多吃新鲜蔬果，补充纤维素，以避免便秘。

刺激性食物

不喝咖啡和茶等容易引起兴奋的饮品，不吃辛辣、油炸、油腻、不好消化的食物。

冰冷的食物

不吃冰冷的食物，否则会影响身休的气血运行，容易引起身体酸痛。

米酒

米酒能够帮助下奶，但是在煮米酒时一定要煮开，让酒精充分挥发掉再喝。

专家解说 Expert interpretation

- 刚刚分娩之后，不宜马上吃特别补的食物，要以清淡为主。
- 月子期间不可以饮酒。

产后宜多吃的补益气血食材

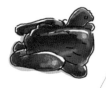

乌鸡

熬汤滋补效果最好，可以健脾胃、补气血，是上好的补品，尤其是对新妈妈来说，能够提高生理机能、改善缺铁性贫血。

含多种微量元素、膳食纤维，能够帮助新妈妈补中和血、益气生津、通便排毒。

红薯

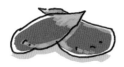

猪肝

含丰富的蛋白质、维生素及矿物质，是产后补血的好食材。

性温味甘，具有补中益气的功能，新妈妈多吃南瓜可以使大便通畅，甚至还有美容的作用。

南瓜

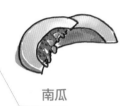

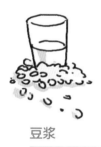

豆浆

性平味甘，能预防骨质疏松，新妈妈每天喝一杯豆浆可以帮助调节内分泌，对肾也有补益功效。

性平味甘，含有人体必需的多种高级蛋白质，可以补虚养胃、滋阴润燥，对产后的新妈妈来说，能够改善中气亏损、多汗、脾虚等问题。

燕窝

调理滋养餐推荐

红枣枸杞乌鸡煲

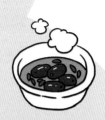

材料：红枣 10 颗，枸杞子 30 克，净仔鸡
500 克，生姜 1 块。

调料：盐适量，料酒一大匙。

做法：红枣、生姜、枸杞子洗净，生姜去皮切丝，全
部和净仔鸡一起放入锅中，加清水和适量料酒，
大火煮沸，转小火炖 1 小时至鸡肉烂熟，加盐
调味即可。

功效：鸡肉温中益气，枸杞子补气明目，红枣补血，
这款药膳有益气补血的功效。

乌豆桂圆大枣汤

材料：乌豆 50 克，桂圆肉 15 克，大枣 50 克。

调料：冰糖适量。

做法：乌豆洗净浸泡 1 天后，和桂圆肉、大
枣一起放入砂锅，加入适量清水，小
火慢煲 3 小时后放入冰糖，拌匀即可。

功效：桂圆肉、大枣补血养颜，乌豆味甘性平，
可养血平肝、补肾滋阴，本汤有益气
补血的功效，特别适合气血亏虚者。

当归生姜羊肉汤

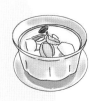

材料：羊肉 200 克，白萝卜 1 根，当归适量，生姜 1 块，
　　　枸杞子少许。

调料：盐适量，胡椒粉少许，料酒一小匙。

做法：羊肉切块焯水去血水，加洗净当归片、去皮生
　　　姜片、适量料酒和清水入砂锅，大火煮沸，转
　　　小火炖 2~3 小时左右至羊肉熟，再放洗净白萝
　　　卜片和枸杞子，炖至萝卜熟，加盐调味即可。

功效：当归滋阴补虚，羊肉性温不燥，有补肾壮阳、
　　　暖中祛寒、温补气血、健脾的功效，所以该药
　　　膳可益气养血、补益虚损。

菠菜猪血汤

材料：猪血 1 块，菠菜 250 克，葱 1 根。

调料：盐、香油各适量。

做法：猪血洗净切块，葱洗净，葱绿切段，葱白
　　　切丝，菠菜洗净氽烫后切段。起锅热油爆
　　　葱段，倒入清水烧开，放入猪血、菠菜煮
　　　至水滚，加盐调味，熄火后加香油、撒葱
　　　丝即可。

功效：菠菜、猪血都是补血的食物，这款汤适合
　　　缺铁性贫血的人食用。

三、睡眠养气血，简单又有效

充足的睡眠是关键

对于新妈妈来说，在月子里只有保证充足的睡眠，才能使气血恢复，并且充盈起来，这也是调理好身体的关键，否则会容易出现疲劳、焦虑、产后抑郁等现象，还会影响乳汁的分泌。

保证睡眠时间

很多新妈妈坚持自己照顾新生儿，但这个时期提倡母婴同室但不同床。新妈妈要适应宝宝没有规律的作息，而且新生儿每到2~3个小时就需要吃奶，这也会影响到新妈妈的睡眠。

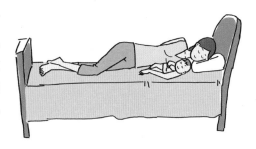

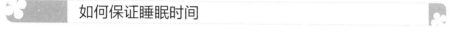

● 除了家人要共同协助新妈妈照顾宝宝，让新妈妈有更多的时间休息之外，也需要新妈妈自己放松心情。

● 在宝宝睡觉时，或是家人帮忙照顾宝宝时，抓紧时间补充睡眠，不要让自己过度疲劳。

● 可以实行轮班制，妈妈在夜里照顾宝宝，家人在上午代替妈妈来照顾宝宝，这样能让妈妈上午睡一个时间较长的觉，下午再和宝宝同步休息。

保证睡眠质量

受情绪的影响，可能会有新妈妈遇到明明很困很疲倦，但就是无法入睡的情况。产后失眠的原因也比较复杂，但大部分都是由于环境突然改变。身边多了一个小生命，并且家庭中因为要照顾这个小生命多了其他成员，这或多或少都会给新妈妈造成一定的压力。

如果失眠的情况特别严重，可以请月嫂或者家人帮忙在夜间照顾新生儿，帮助新妈妈度过这个时期。如果不严重的话，新妈妈可以自己做些调整。

睡前喝一杯牛奶，可以帮助镇静安眠。

每天约做半小时的韵律操、散步等。

换上隔光效果好的窗帘、更舒适的寝具等。

改变睡眠习惯

新妈妈在感觉到有睡意时，应该赶紧睡觉，不要改变睡眠地点，比如在沙发上睡着后又换到卧室，可能睡意又没有了。睡前看书，不要看手机。白天睡觉的时间不要过长，避免晚上熬夜。

注意睡眠姿势

经过怀孕和分娩之后，新妈妈维持子宫在正常位置的韧带变得松弛，子宫在分娩后会逐渐缩小并恢复到原来的位置，但是这个过程会随着体位的变化而变化。如果新妈妈经常仰卧，那么子宫会由于重力的作用处于后位，从而导致腰酸背痛、腰骶部坠胀等。

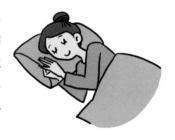

为了使子宫保持在正常的位置，新妈妈不要长时间仰卧。

平时可以采取侧卧位，这有利于子宫复原，偶尔仰卧或俯卧，俯卧时注意不要挤压到乳房。

新妈妈的骨盆尚未恢复，缺乏稳固性，因此不要睡太软的床。床太软的话，新妈妈翻身或起身都需要格外用力，容易造成骨盆损伤，所以最好是睡相对较硬的硬板床，对骨骼的恢复有利。

四、补气血，也要动起来

美丽的女人气血不但充足，还能流动起来。运动能够使气血充盛，血液流通，百脉通畅。"气旺则血充，气行则血行"，人体之气畅行无阻，才能提高人体抗病能力。

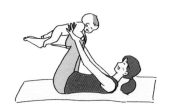

运动大有好处

适量的运动能促进全身的血液循环，给"气"带来源源不断的动力。气血充盈，就会觉得神清气爽、生命力旺盛，更会使月子里的新妈妈身体更快更好地恢复。

月子里的运动要量力而行

月子里适当的运动对产后恢复是有利的，但是这也要根据每一位妈妈自身的身体条件来决定。

自然分娩的新妈妈：可以在产后 2 周开始做些比较和缓的运动，比如双臂高举放下、下蹲站起、拉伸腿部筋骨等。

剖宫产的新妈妈：还不适宜做大幅度的动作，以免影响伤口的愈合。可以在产后 2 周进行散步、晒日光浴等。

不管是自然分娩还是剖宫产，月子期间新妈妈都不宜过于劳累，这时的身体比较虚弱，每次运动的时间不要超过 15 分钟，过度的运动会比较危险。

如果新妈妈在怀孕前就有运动的习惯，那么在生完宝宝之后，可以在自己能够承受的范围内循序渐进地加大运动量；如果平时没有运动的习惯，不宜刻意运动。

月子里的新妈妈可以在户外缓慢行走，或者推着宝宝车散步，逐渐延长散步的时间，增加每天散步的次数。

慢走可以预防膀胱障碍、便秘、静脉血管炎症、败血症等产后并发症，另外提肛运动也对顺产的新妈妈的产道恢复有帮助。

月子之后可以循序渐进加大运动量

坐完月子之后，可以开始进行简单的腹部运动，比如采取平躺的姿势，重复抬起、放下双腿的动作。锻炼腹部，能够帮助紧缩因为怀孕而变得松弛的小肚子。

产后 3 个月就可以进行正常的运动了，但是要注意循序渐进，逐步加大运动量，以自己身体能够承受的限度为原则，以精神愉悦为目的。

→ 运动类型　● 比如，做产后瑜伽，可以促进腹部和骨盆血液循环，锻炼骨盆肌肉，使之恢复弹力，收缩松弛的腹部。还可以骑自行车、游泳或做运动量较小且节奏不紧张的健身操等。

→ 运动时间　● 哺乳期的妈妈要把运动的时间安排在哺乳之后，并且排空膀胱，运动出汗后要及时补充水分。

→ 运动习惯　● 运动习惯要保持，每天固定时间运动 1~2 次，如果三天打鱼两天晒网，不能持之以恒的话，也不能达到锻炼的目的。

五、慎对产后第一次月经

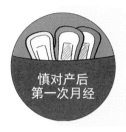

气和血是人体健康的根本，气血充足并且通畅，才能保证女性的月经能够正常排出和经期身体的健康。气为身体提供足够的动力，如果气虚，血就会郁积在体内，那就有可能痛经。

气血不足的原因

造成气血不足的原因有很多，可能是脾胃虚弱造成消化和营养吸收不好，营养不良进而会影响血的生化，导致血虚；也可能是过度疲劳、生病、情绪抑郁等造成气的郁积，从而丧失了推动血液运行的动力。

产后第一次月经恢复的时间

产后第一次月经的时间会因为新妈妈是否哺乳而有很大的区别。没有哺乳的新妈妈，大约会在产后 2 个月内恢复月经，而哺乳的妈妈产后第一次月经的时间会延后，有的半年左右恢复，有的会长达一年才能恢复。总之，产后第一次月经来的时间和量，与个人的体质有关，来得早或晚并没有实际意义，和健康与否关系不大。但是来月经时是否痛经，却和健康，也就是身体内的气血状况有着密切关系。

一般产后的前几次月经，来的量和周期与怀孕之前会有所区别，如果出血量过大、月经期过长，或者是来过一次之后过很久都没有来，出现这些情况应该去医院请医生诊断。

需要注意的是，哺乳期未来月经并不代表不排卵，这个时候应该采取相应的避孕措施。

哺乳妈妈月经的恢复，对乳汁的质量也没有影响。有坊间传闻说恢复月经后妈妈的乳汁就没有什么营养了，这是没有科学依据的。

摆脱痛经

如果出现痛经，说明体内的气血已经出现了不平衡的问题。如果这种不平衡加剧，就会影响到身体其他脏腑器官的健康。因此，想要摆脱痛经，就要从养气血、通经络开始。

按摩疏通经络

按摩可以疏通经络，把经络郁结打通，使气血运行通畅，进而使经血顺利排出体外。

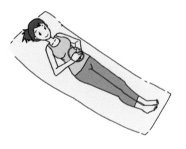

新妈妈可以平躺着，用双手顺时针或逆时针稍用力地揉腹部，以达到发热、有酸胀感为宜。为了产生更好的效果，可以在经期前后一周每天按摩1~2次。

行气活血

如果经期浑身疼痛、经血暗淡并且有血块，可以吃一些行气活血的食物，如萝卜、丝瓜、芹菜、油菜、荔枝、花生等。

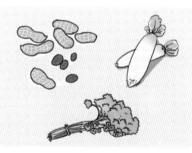

补气生血

如果身体酸痛、浑身乏力、月经量少，可以吃一些补气生血的食物，如鸡肉、大枣、枸杞、猪肝、牛奶等。

祛寒除湿

如果经期关节肿胀、易感冒、多汗，可以吃一些祛寒除湿的食物，如羊肉、鸡肉、鱼类等。

专家解说 Expert interpretation

气血不足的新妈妈可以适量喝些红酒，并不局限在经期，它对心脑血管都有好处，可以活血通经、温阳补血，也有助于睡眠。新妈妈平时还要注意不吃生冷的食物，注意保暖，加强体育锻炼。

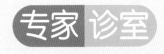

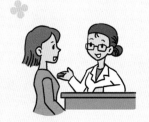

我产后有些轻微贫血，不想吃铁剂，如何食补才能
Q 不与哺乳发生冲突呢？

A：产后贫血一般有两种情况：一是妊娠期就贫血，但没有
及时得到治疗，分娩过程中不同程度的失血使得贫血程度加重了；
二是妊娠期孕妇各项血液指标都正常，但因为分娩时出血过多造成
了产后贫血，比如剖宫产、产后大出血等。

产后贫血如果严重的话，需要听从医嘱服用药物，因为产后
贫血对自己和孩子都会产生不利的影响。首先，自己恢复慢，甚至
会引发一些疾病；其次，身体恢复慢必然影响产乳，同时乳汁的含
铁量也会不足，进而影响孩子的健康。如果只是轻微的贫血，建议
食补，一般可多吃一些补血的食物，如红枣、桂圆、黑豆、动物肝
脏等。此外，还要注意少食多餐，不要挑食、偏食。

Q 产后可以吃阿胶补气血吗？

A： 阿胶的主要功效为补血止血，滋阴润燥，《本草纲目》称阿胶能治"胎前产后诸疾"，产妇适时适量服用阿胶可较快地补充气血，增进食欲，恢复体质，使脸色红润，精神焕发。待恶露排尽后，产妇就可以服用阿胶。

见缝插针补个觉

因为要熬夜照顾孩子，很多产妇都睡不好觉。所谓"办法总比问题多"，有办法的产妇还是非常多的。我们不妨多借鉴借鉴，也见缝插针地补个觉。

现在网购很方便，有一个新妈妈就在网上买了很多小家电，比如专门洗孩子衣服的小洗衣机、奶瓶消毒器、智能吸尘器等，这样自己就可以从很多的琐事当中解放出来，也就能跟着孩子一起随时打个盹了。还有一个妈妈特别有心，她着力在摸清孩子的作息规律上。她把孩子吃奶的时间、换尿布的时间每天都记录在册，这样对一天要干的事情就比较清楚，也能轻松安排自己的休息时间了。有的妈妈对精油比较钟情。妊娠期对精油的使用有限制，但生完后限制就少多了。比如有一个新妈妈，她的办法是在房间里点一些香薰，借此安抚情绪，从而使得睡眠质量也提高了。

Chapter3

恢复孕前
美丽容颜

一、皮肤管理

经过了怀孕和生育，常有新妈妈感叹自己"一夜变老"，变得不好看了，不复从前光鲜。新妈妈不仅脸上长了妊娠斑，身上出现了妊娠纹，身材更是"百废待兴"，所以恢复孕前美丽成了她们最急不可待的一件事。皮肤健康美丽与否关乎第一印象的好坏，恢复产后美丽，就从皮肤开始吧。

娇颜重新绽放第一步：面部皮肤护理

健康皮肤睡出来

新妈妈日夜照看婴儿，容易因为作息不规律、睡眠不足而造成内分泌失调，导致面部皮肤松弛、失去光泽。只有睡足了，身体各部分才能得到休息和修复，面部皮肤亦然。所以，新妈妈如果不能够保证整夜连续的睡眠，那么每天睡眠的总时长也要保证在 8 小时以上。

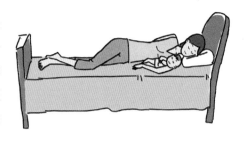

清洁、保湿不马虎

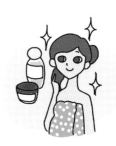

彻底清洁皮肤是保养的第一步，也是非常关键的步骤。不论哪个年龄阶段，清洁和保湿都是保养皮肤必不可少的两个重要步骤。

1 深层清洁的作用　深层清洁能够去除藏在毛孔里的污垢和杂质，让肌肤能够更有效地吸收后续保养品，为高效的保养打下良好的基础。

2 清洁必不可少　如果清洁不到位，任何保养措施都无法改善肌肤问题。

3 清洁之后　清洁之后要为皮肤搽上具有保湿功能的保养品，在月子里如果不出门，可以只做保湿的工作，出门前要搽防晒霜，抵挡紫外线的伤害。

家庭按摩保养面部皮肤

家庭按摩是除了清洁和保湿两项必修功课之外，保养皮肤重要的一环，尤其是在新妈妈不方便去美容院的情况下。按摩时，先用干净的热毛巾在面部热敷，让毛孔打开，为护肤品吸收做好准备，然后用下面的方法按摩脸部。

取适量的按摩霜在面部涂抹均匀，然后用双手的无名指和中指从眉心开始在额头上向两侧打圈按摩。

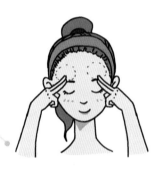

从鼻翼两侧开始向耳朵打圈按摩。

从下巴中央开始用双手交叉把面部皮肤向侧上方推，分别按摩两侧脸颊，有助于塑造向上的线条。

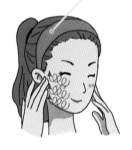

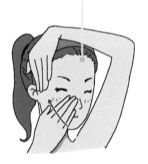

以上三个步骤重复 3~4 次。在按摩霜的帮助下，面部按摩可以促进血液循环，帮助肌肤深层清洁、吸收营养、消除水肿、排出毒素，让面部肌肤保持弹性和紧致。

除了夜间，任何时候都要防晒

人为什么会变老呢？从某种意义上讲人是被晒老的，因为紫外线辐射可以激活皮肤产生自由基，自由基会损害机体的组织和细胞，进而引发慢性疾病及衰老效应。所以，外出时最好选择性质温和的防晒霜、遮阳伞、草帽、长袖衣服等防晒用品。

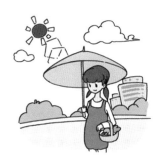

适当做做面膜

很多演艺界明星都对面膜情有独钟，即使在飞机上也会见缝插针地做面膜，不得不说，在保养这件事上，也是一分耕耘一分收获。

我们普通人不必在"面子"上下这么大的功夫，不过日常保养如果能做到持之以恒，也会在以后收到比同龄人看上去更年轻的成效。

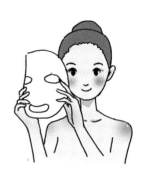

 月子里做面膜的注意事项

要点一

新妈妈在月子里不用做面膜，因为体力和精力可能都达不到，但可以随着身体状态的恢复，再做面膜。

→

要点二

新妈妈根据个人情况选择每周做几次面膜，以保湿功能的面膜为主，间或做一次深层清洁。

注意日常饮食，多喝水，及时补充水分，养成定时排便的习惯。

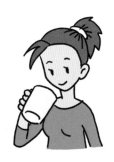

皮肤是肠道的镜子，肠子如有问题，皮肤必然也有问题。如果不注意以上这些方面，肠道内的毒素会被身体吸收，就会使皮肤粗糙、长痘、毛孔粗大，进而形成黄褐斑。

弱化妊娠纹

由于遗传因素的影响，妊娠纹的出现存在很大的个体差异，虽然有超过70%的新妈妈都会出现妊娠纹，但是轻重程度不同。有的只是臀部或侧腰部出现几条，有的则是整个肚皮上都布满了妊娠纹。

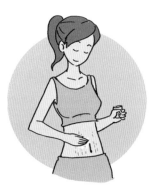

妊娠纹出现的原因

妊娠纹的出现是由于孕期腹部快速膨胀，而皮下组织未能跟上膨胀的速度，出现了纤维断裂。一旦产生了纤维断裂，基本上就已经无法修复，通过激光治疗和美容手段都只能达到改善的效果，因此加强产前保养来预防妊娠纹的出现才是关键。

如何弱化妊娠纹

为了弱化妊娠纹，新妈妈可多吃西红柿、花椰菜、猕猴桃、三文鱼、猪蹄、海带、黄豆等富含维生素、胶原蛋白的食物，增强皮肤的弹性和润泽。此外，洗澡后用护肤乳液按摩护理皮肤也有助于淡化妊娠纹。

消除妊娠斑

妊娠斑出现的原因

妊娠斑是怀孕期间由于体内雌激素和孕激素增多，而在面部出现的色素沉着。妊娠斑的多少也存在个体差异，有的明显，有的比较淡。

除了内分泌的因素外，日晒过度和遗传等也是形成妊娠斑的主要原因。一般产后一两年内激素水平恢复正常后，妊娠斑就会逐渐减淡甚至消失，但是也有少数妈妈的妊娠斑会难以消除。

消除妊娠斑的方法

为了消除妊娠斑，新妈妈要从饮食上注意调整，不要吃油腻的食物，多吃绿色蔬菜、花椰菜、豆制品等富含维生素 C 的食物。

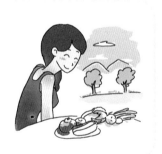

2 多食薏苡仁	薏苡仁有美白的效果，新妈妈可常食薏苡仁，不但美白还可消除水肿。
3 注意防晒	防晒是预防色素沉着的关键，所以外出时一定要注意搽防晒霜、戴遮阳帽、打遮阳伞。
4 医学方式	新妈妈还可根据医生的建议，服用淡斑美白的药物，或以激光治疗的方法来消除妊娠斑。

美容院皮肤护理的建议和提醒

如果新妈妈的皮肤状况变差很多，可以选择去美容院做集中护理，尤其是对于高龄妈妈，皮肤再生能力降低，产后肌肤粗糙、肤色不均匀等现象可能比较严重。这时不妨选择深层修复、保湿滋养的产品，帮助改善皮肤代谢机能，增强皮肤活力，提高皮肤再生修复的能力。需要提醒的是，要选择正规、有信誉的美容院，并且选择口碑好的品牌美容产品。

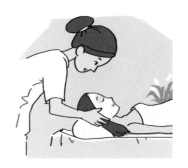

二、合理使用化妆品

适度得体的化妆有锦上添花的效果。打点腮红、搽点唇膏，气色立即就红润了。如果有的新妈妈妊娠斑还没有消褪，可选择具有遮瑕功能的粉底或是粉饼来修饰一下，人立马就会漂亮精神了，何况还有些职业或是场合也要求女性必须化妆。所以，选好用好化妆品是产后美丽的重要一步。

理性对待化妆

爱美之心人皆有之，生完宝宝之后，多数新妈妈都对自己的容颜有些担忧，但盲目追求化妆效果，例如出门倒垃圾也要贴个假睫毛，就在追求美的道路上过了。理性对待化妆并不代表要化浓妆或完全不化妆。

淡妆是最好的选择

有些新妈妈放松对自己的要求，还美其名曰"只追求内在美"，这种做法并不可取。

化一点儿淡妆，会让自己气色看上去更好，既能增加自信，又能让自己的心情保持愉快，不失为一件美好的事。

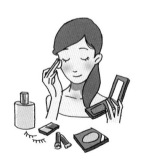

重视化妆品的品质

外用护肤品中往往含有化学成分，虽然通过皮肤吸收后再经过血液循环到达乳汁的概率是比较低的，但考虑到哺乳期的特殊性，产后化妆品的选择要特别小心。

如果化了妆，那么亲宝宝之前，最好先卸妆。

其实无论处于哪个阶段，女性在选择化妆品时都需要始终坚持以下原则：

首先是选择正牌化妆品，往自己脸上涂的东西，一定要保证质量。

虽然不必追求大牌，但是价格很多时候也是质量的保障。

网购要警惕，无法判断是否为正品时，建议去专柜购买。

清洁和保湿是化妆的基础

除皱、祛斑、美白等都是在做好清洁和保湿的前提下进行的后续保养，当没有其他皮肤问题时，只要做好清洁和保湿就足够了。

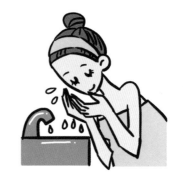

如何进行洁面和保湿

洁面工作

洁面时，建议选择温和不刺激的
洗面奶或者是洁面皂，起泡多的
清洁产品不一定清洁力强，不应
以此作为选择依据。

保湿工作

洁面之后，首先要做的是保湿的
工作，让打开的毛孔补充到水分。
新妈妈可以选择自己之前就已经
用习惯的具有保湿功能的化妆
水、保湿乳液或者保湿啫喱，尤
其是在空调房间里，保湿就更为
重要了。

注意事项

洗脸只有短短的一两分钟，美白、祛斑的效果也微乎其微，因此，标明此
类功效的洁面产品往往只是噱头而已。

专家解说　　Expert interpretation

有的新妈妈会选择用婴儿的护肤品，因为温和无刺激，不过婴
儿护肤品是针对宝宝娇嫩肌肤的，对成年人起的作用十分有限。

好的精华素能够让护肤事半功倍

新妈妈因为怀孕身体透支了很多，这时候需要对皮肤进行全面保养，如果只能选一种贵的美容产品购买，就选好的精华素吧。

眼霜和眼膜也不要放松

虽然关于眼霜的作用见仁见智，但因为眼部的皮肤更为娇嫩，需要特别的保养，所以大部分女性可从 25 岁左右开始涂眼霜。

选择眼霜时，要选质地比面霜更细致的，应注重夜间修复和日常保湿功能。

此外，涂眼霜的手法也应该更轻柔。

最好的护肤品

高质量的睡眠、充足的营养、愉快的心情，并不需要太多的金钱，却是人人都可以拥有的最好的护肤品。

●营养

充足的营养给身体提供动力。

●睡眠

高质量的睡眠能够让身体得到充分的休息和修复。

●心情

心情愉快、沉浸在爱和幸福中的新妈妈能呈现出任何化妆品都不能实现的美丽。

三、从头到脚美丽计划

美丽计划从"头"开始

孕期妈妈头发特质：

比以往多了很多，还不容易掉发，

而且发质很好，有光泽。

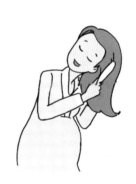

　　孕期体内雌激素旺盛，毛囊的休眠期延长了，让头发超期服役。

　　生完宝宝之后，体内的雌激素恢复到正常水平，大概在产后 4 个月就会进入脱发期。这是正常生理现象，一般会在产后 9 个月消失，不需要治疗。

　　在脱发期之后，新的头发又会纷纷长出来，在发际线附近会看到很多新长出的头发。如果脱发特别严重，就要去医院看医生。

　　另外，心情压抑会加重头发脱落程度，新妈妈要注意保持愉快的心情。

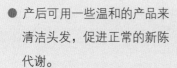

护发美发建议

- 产后可用一些温和的产品来清洁头发，促进正常的新陈代谢。

- 用指腹按摩头皮，可促进头皮血液循环，加快新头发的生长。

- 新妈妈在月子期间，如果要洗头发，要使用温热的水，避免着凉和受寒。

- 在洗完头发之后用吹风机吹干，不要直接受风。

- 发型不但影响整体形象和心情，亦体现出一个人的品味，新妈妈应根据自己的脸型选择适合的发型。

美丽不能缺少一双明亮的眼睛

分娩后的新妈妈，全身的器官都因为受到孕期的影响而需要休整和恢复，特别是眼睛容易酸胀干涩，甚至会视力下降，所以产后不要用眼过度，以免引起眼睛的不适。不论是看书还是看手机、电视，新妈妈都要注意劳逸结合，尤其是月子期间。虽然哭泣可以排解产后抑郁的情绪和压力，但是流泪过度的话或许会引起干眼症，因此产后新妈妈尽量不要流泪、哭泣。

保护眼睛的方法

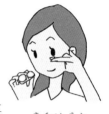

● 闭目养神。

● 多吃含有维生素 A 的食物，如玉米，避免角膜干涩。

● 注意用眼卫生，在产后尽量少戴隐形眼镜，至少要
等到生产 4 个月之后再戴。

*产后4个月内
少戴隐形眼镜*

● 常做眼保健操，改善眼部血液循环，消除用眼疲劳。

美丽到牙齿

　　一口洁白整齐的牙齿让人笑起来更有魅力，所以新妈妈要注意清洁、爱护
牙齿。刷牙是任何阶段都要认真坚持的事情。

月子期间新妈妈少食多餐，经常用牙，更应该勤刷牙、勤漱口，担心牙齿松动而在月子里不刷牙的做法是不可取的。	刷牙时可以用温水，选择软毛小刷头的牙刷和含氟牙膏，要仔细刷，刷彻底。
除了刷牙之外，还可使用牙线彻底清洁牙齿。	晚上临睡前的刷牙更为重要，因为夜间没有唾液分泌，牙齿的自洁能力减弱。

　　新妈妈如果想做牙齿正畸或是美白，尤其是美白牙齿时需要使用化学物质或是服
药，建议在哺乳期之后再进行。

手是女人的第二张脸

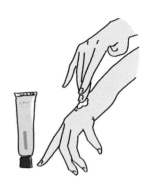

和脸部相比，双手的皮肤护理常常会被忽略，一张精致的脸和一双粗糙的手搭配在一起，会非常不协调。所以，新妈妈在产后不要忘记了保养自己的双手。

● 戴上手套

频繁接触洗衣液、清洁剂及干湿变换会使手部皮肤变粗糙，新妈妈可以在清洗孩子衣服、尿布、手帕和做其他家务时戴上手套。

● 避免用力过度

产后手部关节还处于脆弱的恢复时期，新妈妈不要做太多家务，不要让腕部和手指的关节用力过度。

● 搽护手霜与防晒霜

洗手后及时搽上护手霜，保持皮肤滋润；做防晒时，记得给手也搽上防晒霜。

● 做按摩

注意放松和休息双手，还可以双手轮流互相做按摩。

热水泡脚，活血养生

保养双脚不仅能使脚部更美，还可以养生，一举两得。

新妈妈在产后由于体虚更容易体寒，因此每晚用温热的水泡脚，可以加速肢体末端血液循环。

关于泡脚的建议

泡脚时先用肥皂清洁皮肤，去除角质，用指甲刀修剪趾甲，保持足部的清爽，避免甲沟炎等。

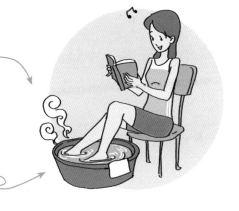

泡完脚之后也要在脚部搽上保湿霜，因为脚部的皮肤角质偏厚，更容易干燥。

专家解说 Expert interpretation

新妈妈在月子期间可以穿宽松的拖鞋，但即便是夏天最好也穿上袜子，保证足部不受风。

出门时选择舒适透气的鞋子，高跟鞋则还需要等一等再穿，否则足部疲劳、血液循环不好都会让新妈妈的身体吃不消。

四、穿衣打扮

月子期间，舒适保暖为主

分娩后，新妈妈的身材还无法马上恢复到孕前，这需要一个或长或短的过程。

- 在月子期间，穿衣主要以棉质的衣服为主，因为新妈妈很爱出汗，棉质的衣服吸汗透气，是最佳选择。

- 另外，需要哺乳的妈妈可以穿胸前有开口的哺乳衫，方便给孩子喂奶。

- 项链、手链或者带有镶嵌物的戒指等饰物对婴儿来说比较危险，如果划到婴儿娇嫩的肌肤就有可能留下伤口，万一被婴儿吞食更是后果严重，所以照顾婴儿时新妈妈请先暂时放下爱美之心，收起这些饰品。

- 月子期间，主要以舒适为主，新妈妈不要把自己捂得太严实，衣服将身体裹得太紧不利于血液循环，尤其是对于胸部，这样做会影响乳汁的分泌。为了防止哺乳期结束后乳房下垂，新妈妈还是需要穿着胸罩，不要嫌喂奶麻烦就不穿。

- 如果是夏季，可以穿宽松的连衣裙式居家服；冬季的话，穿衣要切实保暖，如果房间不透风，也可不戴帽子。

坐完月子，漂亮和舒适同样重要

坐完月子之后，新妈妈的身材又会有新的变化，不过较之孕前的样子还有一定的差距。

不建议买新裤子，因为没多久新妈妈就会发现新裤子又穿着不合适了，可以把怀孕时穿的裤子或是裙子拿出来再穿。推荐在孕期即选择类似韩版的宽松款衣服。

为了宝宝的健康着想，新妈妈要避免烫发、染发、涂指甲。

新妈妈需要陪着婴儿每天出门晒日光浴，一顶漂亮又防晒的帽子可不能少，如果是冬天，保暖的围巾也不能马虎。

新妈妈带宝宝晒太阳的同时也是在散步，一双舒服又漂亮的鞋是必需的，而漂亮的丝巾既可以点缀整体着装，也可以防风防晒。

重返职场，用时尚合体的款式凸显魅力

职场妈妈在休完产假后就要回到工作岗位上了，这时就要添置几件时尚合体的通勤装，并利用丝巾、胸针、首饰等配饰搭配出不同风格。

职场妈妈在选择新衣服的时候，不妨挑选一些色彩亮丽的服装，不但让自己显得更有活力，同时也让心情更加开朗，而且亮丽的色彩也会给宝宝带来视觉上的刺激。

超短裙、吊带衫、露脐装等款式的衣服，和宝宝游戏互动时不方便，不宜再选择。

需要提醒的是，上班佩戴首饰的妈妈，回家抱宝宝之前要摘下来收好，以免宝宝被划伤或不小心吞食。

需要喂奶的妈妈，穿套头式的上衣会非常不方便，要尽量选择方便的开衫和前系扣款式的胸罩。

化淡妆的妈妈需要卸妆之后再和宝宝亲近。

全职妈妈无需重返职场，但也应为自己添置一些新衣服，给自己每天忙碌的生活带来些愉悦，让生活增添点新鲜的色彩，毕竟妈妈心情好，宝宝才能好。

五、水果蔬菜美容法

最经济实惠的美容秘方在厨房里，天然食材是最好的美容材料，不管是食用还是外敷，既可以避免过敏，又简便、廉价。

最佳的美容品

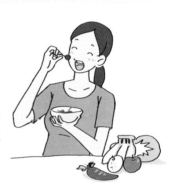

水果富含维生素和微量元素又能补充水分的新鲜蔬菜，是新妈妈产后的最佳美容品，它们不仅能增加皮肤的弹性和光泽，且没有副作用。

水果汁

鲜榨的果汁不仅营养价值高，还容易被身体吸收。

如果再加上一些蜂蜜，改善口味的同时还可润肠通便。

蔬菜汁

一些口感不太好的蔬菜，榨成汁后也会变得非常美味。

像胡萝卜、黄瓜等比较硬的食材如果榨成汁，可减少牙齿用力的次数，对月子里牙齿的恢复有益。

黄瓜

黄瓜具有很强大的抗氧化能力，可以预防皮肤衰老，并且可以控油紧肤、消除水肿，使皮肤细腻滑嫩。使用黄瓜护肤的方法很多，既可以切成薄片敷在脸上，也可以榨成汁涂在脸上，这两种方法都能够让黄瓜汁中的营养渗入皮肤，15分钟后取下黄瓜片或者洗去黄瓜汁，再涂上保湿乳液即可。如果把黄瓜汁与柠檬汁或白醋混合调匀后敷脸，可以起到滋润和美白的作用。油性皮肤的新妈妈适合用黄瓜来护肤。

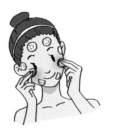

胡萝卜

胡萝卜含有大量的维生素和胡萝卜素，可以促进血液循环，刺激皮肤的新陈代谢，有益于美容护肤。在早晨将胡萝卜榨汁后空腹喝，比其他时段更有利于肠胃吸收。哺乳妈妈多喝胡萝卜汁，可以增加维生素A的摄取，有利于婴儿视力的发育。胡萝卜榨汁后加上生蛋黄一起拌匀，涂于面部，15分钟后清洗干净，再涂上护肤品，可以使皮肤变得细腻光滑。

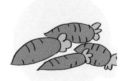

西红柿

比其他蔬果含有更丰富的维生素，不仅能够保持皮肤的弹性，还可以预防皮肤的衰老。哺乳妈妈吃西红柿可以增加乳汁中维生素的含量，有利于婴儿的健康。西红柿榨成汁后兑入少量蜂蜜，每天早晚涂在脸部，轻轻按摩15分钟后清洗干净，再涂抹护肤品，可以消除皱纹、美白祛斑。西红柿汁和甘油混合，涂在手部和双臂，轻轻按摩，可以保持皮肤的滋润。

土豆

土豆富含维生素C，可以消除水肿、深层清洁、美白，而且能够使干燥的皮肤变得柔润光滑。

土豆碾碎后用纱布包裹起来，在眼部敷30分钟，可以减轻眼袋、消除眼部浮肿。

土豆用于面部时，先去皮后碾碎，再加上鲜奶和蛋黄搅匀成糊状，做成面膜敷在脸上，15分钟后洗净，再涂护肤品。

柠檬

柠檬含有丰富的维生素C，具有出色的美白作用。柠檬带皮榨成汁后兑入白开水中，可以作为日常的饮品。柠檬汁与蛋清混合在一起，加入酸乳酪充分搅匀，敷在面部约15分钟后清洗干净，再涂些保湿的护肤品，可以起到美白祛斑的作用。在一般的面膜粉中加入鲜榨的柠檬汁，也有明显的祛斑效果。

苹果

　　苹果是最常见的水果了，功效是可以比较温和地控油。苹果去皮后捣成泥，加上牛奶或者是酸奶，拌匀后敷在面部约 15 分钟，清洗干净后涂上护肤品。苹果的热量很低，哺乳妈妈常喝苹果汁的话，既可以补充维生素 C，缓解产后疲劳，又有助于产后恢复期的塑身。

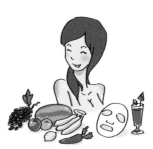

葡萄汁

　　葡萄汁是非常好的抗衰老食材，尤其适合油性皮肤的新妈妈。葡萄捣烂之后直接敷在面部，能够起到洁肤抗皱的作用，使皮肤变得光滑细嫩。但是葡萄最好的使用方法还是食用，葡萄榨成汁后和蜂蜜、牛奶混合调匀，经常食用可以排出身体内的毒素，减少皮肤的皱纹，使皮肤白里透红、有光泽。另外葡萄汁对心脑血管也有好处，不仅能美容，还可以使身体更健康。

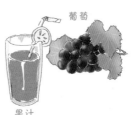

葡萄

果汁

香蕉

香蕉具有清洁皮肤的作用，并且也有助于抗氧化。香蕉剥皮后搅成糊状涂在面部，可以清除面部皮肤的污垢，并且香蕉富含维生素和多种微量元素，也能够增加皮肤的营养吸收。哺乳期妈妈经常吃香蕉的话，可以帮助润滑肠道，使排便更顺畅，有助于缓解产后的便秘。

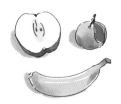

西瓜

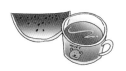

西瓜在夏季最突出的效果就是晒后修复，尤其适合油性皮肤的新妈妈。西瓜皮切成薄片敷在面部，或者把西瓜皮捣成糊状敷上，都可以改善皮肤晒黑的状况，对收缩毛孔和去油也有明显的效果。如果新妈妈嫌麻烦，也可以直接用西瓜皮擦脸，坚持几天后，肌肤问题也会得到改善。需要注意的是，西瓜性寒凉，新妈妈不宜多吃。

草莓

草莓富含胡萝卜素和维生素 A，可以滋养皮肤，增强皮肤的抵抗力。草莓榨成汁后和黄油一起调匀，敷在脸上约 15 分钟后，清洗干净，可以改善皮肤干燥问题，使皮肤更加柔嫩光滑。另外，草莓也可以健胃，新妈妈在夏季可以多吃些草莓。

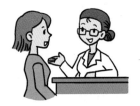

专家 诊室

怀孕的时候脸上长了很多斑，脸也胖了一圈。电视
和杂志上到处都是微整形的广告，身边也有人去做
了微整形，所以我心里也痒痒的，想试一试激光祛
斑和瘦脸针，但是比较担心副作用和维持的时间。
Q 微整形有没有副作用，能维持多长时间？

A: 微整形也是有风险的。比如激光治疗，不当的话会让色
斑加重。还有的人打各种针，如果操作不当会造成血管堵塞、皮
肤坏死、感染等问题。所以，如果你要选择微整形，一定要去正
规的机构。至于微整形的维持时间，不同的方法维持时间不同，
像蛋白线提升一般可维持 2~3 年，肉毒杆菌除皱和瘦脸效果好的
话可以维持 6 个月左右。具体情况你可以在做手术前咨询医生。

Q 最近手指脱皮严重，不知道是因为得了皮肤病还是怀孕才这样的。能用药吗？该用什么药呢？

A： 天气干燥容易使受伤的细胞失去水分而造成脱皮，如果手部在水里浸泡过久，手指细胞充分吸水后在空气中也会因快速失去水分造成脱皮。还有一种情况是身体内缺乏某种微量元素，同样会造成手指脱皮。除非医生建议，否则哺乳期最好不要用药。平常保持手部洁净，不要长时间用双手洗东西；日常饮食增加微量元素的摄入，多吃蔬菜瓜果。

Q 哺乳期能喝中药祛斑吗？

A： 有些孕妇会在妊娠4个月后脸上长茶褐色的妊娠斑，大部分妊娠斑会在产后3~6个月自然消失。当然了，爱美之心人皆有之，想尽早恢复孕前美丽容颜的心情我是能够理解的，但是我不建议新妈妈在哺乳期喝中药祛斑。妈妈的饮食都会对孩子产生影响，何况药物呢？很多药物成分都会通过乳汁进入孩子体内，中药也同样是药。

哺乳妈妈想要喝中药祛斑，最好还是等过了哺乳期以后。那时候，也许你脸上的妊娠斑早已自行消失了。

Q 现在我正处于哺乳期，突然心血来潮想去文身，不知道这样对哺乳是否有影响呢？

A： 这肯定是不利于哺乳的，因为文身存在很多健康隐患。用针刺破皮肤会伤害皮肤细胞，如果用的针消毒不彻底还可能导致感染某些疾病，比如乙型肝炎、艾滋病等。妈妈被感染的话，宝宝自然会受影响。有些人体质特异，文身后会发生皮肤过敏，还有文身用的颜料，大多含有铅、铬等重金属及其他化合物，这些东西进入母体后可能会通过母乳进入宝宝体内。所以，最好不要文身，如果特别想去纹，还是等哺乳期结束后吧。

Q 要开始上班了，想打扮一下自己，做个发型，但还在哺乳期，喂奶期间能做头发吗？

A： 建议最好是修剪头发，不要染发、烫发。当然，现在的染发剂、烫发剂也有了很多的改良，比如有一种暂时性染发剂，基本上是附着在头发的表面，可以用洗发水洗掉，很少损伤发质，也不易渗入皮肤，相对比较安全。如果在重要场合需要染发，可以偶尔选择使用。

不要迷信祛斑外用护肤品

不少妈妈孕期会长一些斑，为了迅速祛斑，很多女性选用外用护肤品来祛斑，其实这种方法并不一定合适。一方面，这些护肤品只能减淡斑点，且需长时间坚持，这对于生活节奏越来越快的现代女性来说，是一件费时的麻烦事，而且，一旦停用，就会马上反弹。另一方面，很多外用护肤品含有化学漂白剂等成分，哺乳期的产妇长期使用后，会被皮肤吸收，经由乳汁进入婴儿体内，从而影响婴儿的正常发育。

大家更不要迷信所谓的短期祛斑产品。现在很多广告宣传说祛斑短期即可见效，这种说法是不可信的。人体正常细胞代谢为28天一周期，因此，要想达到真正的祛斑效果必须要经过一段时期，如果从理论上讲至少要1个月，则实际上可能会更长。必须注意，速效祛斑易反弹，易造成真皮层的损伤，而且长期不易恢复，从而导致更严重的损伤斑的生成，后果往往不堪设想。

因此，从改变生活习惯开始，由内而外祛斑最安全。

◆ 每天都要不急不躁不忧郁，保持平和的心态、良好的情绪。

◆ 每天要保证充足的睡眠。

◆ 注意日常饮食。多吃一些富含维生素C、维生素E及蛋白质的食物，如柠檬、西红柿、鲜枣、芝麻、薏米、核桃、花生、瘦肉、乳类等。维生素C可抑制代谢废物转化成有色物质，从而减少黑色素的产生；维生素E能促进血液循环；蛋白质可促进皮肤生长。少食油腻、辛辣、黏滞食品，忌烟酒，不饮用过浓的咖啡。

另外，生活中尽量"隔热"。夏日外出打太阳伞、戴遮阳帽，做完饭后注意清洗面部和手臂。

Q 产后哺乳期可以用美白护肤品吗?

A: 只要是经过检验的正规品牌的美白护肤品，产后的新妈妈都可以使用。需要注意的是一些伪劣的美白祛斑产品，会添加汞、铅、砷等成分。这些东西确实能暂时地增白，但对皮肤的伤害也是非常大的，而且长期使用还会危害神经、消化道和泌尿系统等。因此，也会对小宝宝的健康产生不利的影响。

新妈妈想要美白，也可以在饮食上加以调理，不吃辛辣的食物，多吃含有优质蛋白质、维生素 B 和维生素 C 的食物，这些食物都有美白防斑的作用。

Q 我剖宫产分娩后已经有很长一段时间了，但感到刀口还是痒，有什么办法可以缓解吗?

A: 手术后，刀口的痂不要过早地去揭，过早硬行揭痂会把尚停留在修复阶段的表皮细胞带走，甚至撕脱真皮组织，并刺激伤口，出现刺痒。如果感到刀口很痒，可以涂抹一些外用药如氟轻松、去炎松、地塞米松等用于止痒。

另外，避免阳光照射，防止紫外线刺激形成色素沉着，同时注意饮食，多吃水果、鸡蛋、瘦肉、肉皮等富含维生素 C、维生素 E 以及氨基酸的食物。这些食物能够促进血液循环，改善表皮代谢功能。切忌吃辣椒、葱、蒜等刺激性食物。保持疤痕处的清洁卫生，及时擦去汗液，不要用手搔抓，也不要用衣服摩擦疤痕或用水烫洗去止痒，以免加剧局部刺激，产生结缔组织炎性反应，引起进一步的刺痒。

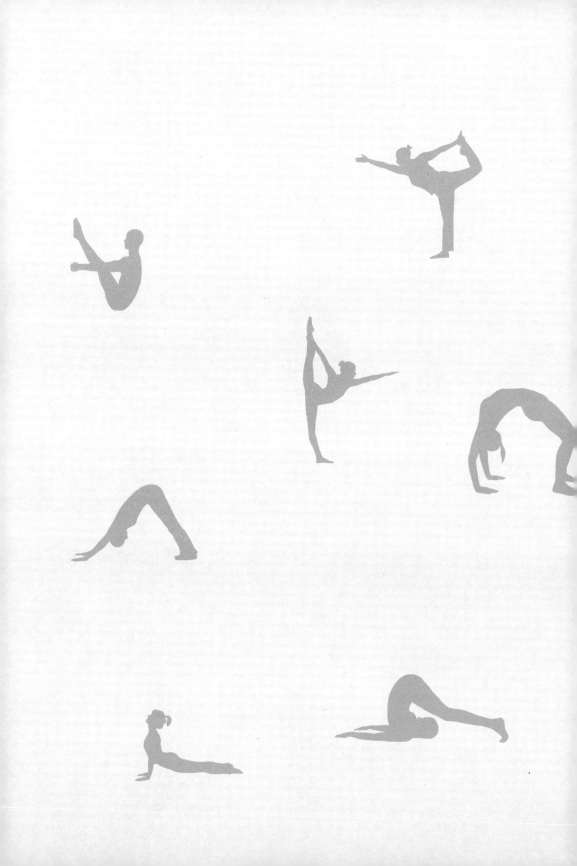

Chapter4

产后 S 形身材
打造计划

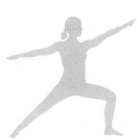

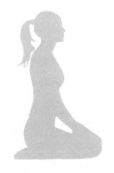

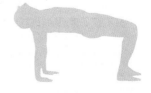

一、恢复乳房迷人曲线

恢复乳房，是产后恢复的一个重要环节。新妈妈经过十个月的期待，终于见到亲爱的宝宝，母子的第一次亲密接触应该就是哺乳了。母乳喂养是增进母子情感、帮助孩子建立安全感的重要方式。

乳房将面临大考验

母亲的乳房、拥抱和体味构成了孩子的安全堡垒，新妈妈轻易不要放弃母乳喂养。不过，老话说"使出吃奶的力气"，可见宝宝吃奶时是绝不客气的，真的是使出全部的力量来吃奶。因此，新妈妈的乳房将面临大考验。娇嫩的乳头可能会皲裂，那种疼痛会让有的新妈妈觉得分娩的疼痛都不算什么。

学习母乳喂养方法，防止乳头皲裂、乳腺炎等乳房疾病

为了让乳房顺利度过这段哺乳的重要时光，新妈妈尤其需要下功夫做功课。

1

如果没有什么别的必要，尽量靠孩子吮吸彻底排空乳房。

2

哺乳时要注意姿势，不要让孩子用力拉扯乳头。

3

在喂奶的前后用自己的乳汁
涂抹乳头，滋润乳头的表皮，
这比任何药膏的效果都好。
有的新妈妈会用吸奶器辅助
乳汁排出，那就要注意吸奶
时不要过度拉伸乳头。

4

一旦发生了皲裂，可以多
用健康一侧的乳房喂奶，
用吸奶器吸出有伤口一侧的
乳汁，用奶瓶来喂宝宝，以
免乳汁未及时排出而造成淤
积，引发乳腺炎。

合理饮食，不靠节食减肥

不少有节食减肥经验的女性都会发现，节食减肥最先瘦下来的就是胸部。
如果想要在产后仍拥有健康丰盈的胸部和苗条的身材，任何时候都不应该一味
靠节食来减肥，在合理饮食的基础上坚持运动才是王道。

B 族维生素 维生素 E	新妈妈应该多吃富含 B 族维生素和维生素 E 的食物，如瘦肉、蛋类、奶、豆类、莲藕、花生、葡萄、芝麻等，B 族维生素是合成雌激素的重要成分，维生素 E 能够调节雌激素的分泌，多吃这类食物有助于体内雌激素分泌增加，使乳房更加美丽。
胶原蛋白	可以多吃富含胶原蛋白的食物，如猪蹄、猪皮、牛蹄、牛蹄筋和鸡翅等，有助于保持皮肤的弹性，进而维系乳房的挺拔。

坚持按摩

在合理饮食的基础上辅之以按摩，有助于新妈妈在产后再次拥有健康的胸部。在妊娠期，新妈妈体内的雌激素增加，乳房会增大，为产后哺乳做准备。在哺乳期乳房达到一生中最大的围度，如不加以按摩保养，乳房很容易在断奶后下垂。

乳房按摩

按摩步骤

用双手的食指、中指和无名指并拢放在对侧乳房上，以乳头为中心，轻柔地由乳房外缘向内侧顺时针画圈，两侧各做5分钟。

作用

促进局部的血液循环，刺激雌激素分泌。

冲洗

在淋浴时用冷热水交替冲洗乳房，也可以增加胸部皮肤的弹性。

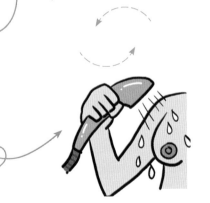

选择合适的内衣

在孕期，由于乳房的增大，孕妈妈要注意随时更换尺码合适的内衣，而在哺乳期，不要因为怕每次哺乳都要宽衣解带的麻烦而不穿内衣。如果长期失去内衣的支撑，乳房必然会松弛下垂。为防止哺乳时乳头皲裂或减轻乳头皲裂后的疼痛，可以在内衣内侧贴上棉质的乳贴保护乳头，或者用透气的防溢乳垫也可以。

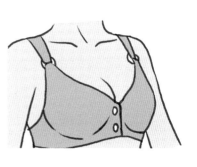

内衣选择与穿着

1 新妈妈可以购买在前面系扣的内衣款式,方便操作。

2 D杯以上的新妈妈可以选择背心式的内衣,以分担更多的重量,而且穿起来不累。

3 每天穿着内衣的时间不要超过12小时。

4 在晚上睡觉的时候脱下内衣,让乳房得到休息和放松。

适量运动

新妈妈可以通过各种运动和体操来保持乳房的健美。游泳是最理想的运动，有助于保持胸部结实、身材健美，特别是仰泳。另外，简单易学的健胸操也是最实用的美乳方法，通过健胸操来锻炼胸部肌肉，长期坚持能使乳房看上去更坚挺、结实和丰满。

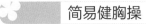
简易健胸操

1

双手合十在胸前，双肩下沉，做深呼吸，吸气时双手合十缓慢上举。

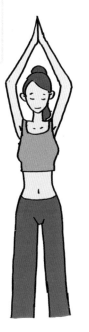

2

呼气时双手缓慢下落至胸前。重复10次后，双手合十于胸前，深呼吸。

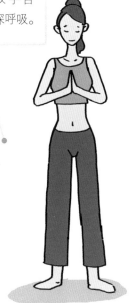

1

手握哑铃，双腿分
开，两臂向前伸直、
落下，配合呼吸，
重复10次。

2

再做双臂向外的扩
张运动，重复10
次。两组动作可以
交叉进行。

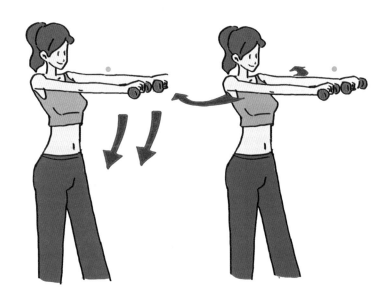

专家解说　　Expert interpretation

　　运动时要根据自己身体的恢复情况来进行，不要太过激烈，先
从简单的运动开始，循序渐进。此外，平时注意自己的站姿和坐姿，
避免含胸而压迫胸部。

避开乳房保养误区

产后，在雌激素、孕激素、催乳素的作用下，乳房的乳腺导管和乳腺腺泡会进一步发育，双侧乳房会发胀、膨大，以便宝宝吮吸时排出乳汁。要避免哺乳引起的乳房下垂，下面这些误区一定要重视。

● **大力挤压、乱揉乳房**

大力挤压、乱揉乳房，不但挫伤乳房内部软组织，引起内部增生，而且外力可能改变乳房外部形状，使双乳下垂。要避免这种情况，一是尽量别长期向一个方向侧卧；二是性生活时，丈夫应避免用力挤压乳房。

● **配戴不合适的胸罩。**

配戴不合适的胸罩或不配戴胸罩，都会影响乳房的健康，导致乳房下垂。为此，应选择型号适中、能覆盖住乳房所有外沿的胸罩；胸罩的肩带适当地调节，不宜太松或太紧；胸罩凸出部分的间距要适中，不可距离过远或过近。

● **用过冷或过热的水刺激乳房**

乳房周围微血管密布，洗浴时如经常用过热或过冷的水刺激，会使乳房软组织松弛和乳房皮肤干燥。

● **不清洁乳头、乳晕部位**

哺乳期乳腺泌乳量旺盛，清洁十分重要，长时间不洁净有可能引起乳房感染和发炎。

二、重新拥有健康、平坦的小腹

怀孕时由于子宫逐渐增大，使得孕妈妈的腹部肌肉和皮肤松弛，再加上孕期积蓄了不少脂肪，没有有规律地进行运动，因此在生完宝宝后，一般新妈妈的腹部都比较松弛，不像产前一样紧实。产后半年内新陈代谢率相对较高，瘦身的效果也会比较好，希望恢复平坦小腹的新妈妈千万不要错过这个关键瘦身期。

正确使用束腹带

一般剖宫产新妈妈的束腹带在术后会由医生绑好，目的是压迫伤口，防止渗血，同时可以束拢腹部，防止伤口因为身体的动作受到牵拉而疼痛。对自然分娩的新妈妈而言，束腹带虽不是必需的，但若是腹壁过于松弛，绑上束腹带能借外力收腹，活动起来更加的舒适和自如。而且，专业优质的束腹带能帮助收缩腹部，防止内脏下垂，促进子宫恢复和恶露排出，有利于加速窈窕体态的恢复。

需要提醒的是，瘦身收腹是一项饮食加运动的系统工程，仅靠束腹带并不能起到瘦身的作用。以为把束腹带绑上就可以使腹部自动减肥，这是一种误解，而且束腹带也并不能完全防止新妈妈生产后因盆底组织松弛而导致的内脏下垂。适当休息、月子里不提重物，并逐步进行盆底肌的锻炼才是王道。

3 束腹带使用建议

运动健身时使用束腹带能帮助新妈妈修正运动时的姿态，有效促进热量消耗。但是，束腹带不要整天使用，也不要在吃饭的时候绑太紧，以免影响肠胃蠕动，引起腹胀或消化不良，晚上睡觉时也要解开束腹带使身体放松，保证最好的睡眠质量。

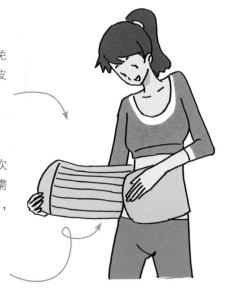

选择束腹带时，不要贪图便宜，以免买到劣质材料制成的束腹带，引起皮肤过敏。

尽量不要选择纱布做束腹带，因为每次要一圈圈地绕，如果出汗多，每天都需要清洗更换，使用起来真的是太麻烦了，而且纱布做的束腹带没有一点儿弹性，绑紧了喘不过气，绑松了没有效果。

重视骨盆恢复的训练

盆底肌在孕期中给又大又重的子宫以稳固的支撑，因此在孕后期会变形、松弛。宝宝出生后，子宫逐渐复原，大约需要 3 周的时间骨盆底肌才能复原。这个时候新妈妈不能拎重物，可以做一些训练来帮助骨盆底肌恢复，同时还可以保护子宫和膀胱。

恢复骨盆底肌的方法

　　轻轻地将阴道周围的肌肉一收一放，保持自然的呼吸，收缩时像憋住小便一样，注意不要夹紧臀部或大腿，只有阴道内部收紧的感觉。新妈妈在产后第一天就可以做这个训练，如果是自然分娩会阴处有伤口，则需要轻柔地练习，这个训练可以促进局部血液循环，有利于加速伤口的愈合。

1

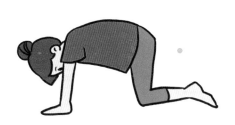

四肢着地，两手与肩同宽，两腿与骨盆同宽。呼气时向脊柱方向收紧腹部，并且收缩骨盆底的肌肉，此时放松吸气。这个练习可以锻炼腹部肌肉，而且不会增加盆底的负担，最好能够重复8~10次。

2

仰卧或者是坐姿，在两腿之间夹一个靠垫。深呼吸，呼气时大腿用力把靠垫夹紧，并收缩骨盆底的肌肉，吸气时放松大腿内侧和骨盆底的肌肉，但是靠垫不能掉下去。这样重复10次为一组动作，每天做2~3组。

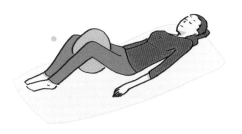

专家解说　Expert interpretation

　　无论是站还是坐，应该将身体的重量均匀分布，不要单脚站或者跷二郎腿，否则容易引起骨盆歪斜。另外，平日也要养成良好的习惯，有意识地经常收紧腹部，锻炼腹肌约束腹壁，每天早晚进行腹式呼吸法训练，逐渐调整自己的身体状况。

推腹减肥

步骤一

推腹时将两手手掌叠放在腹部，稍微用力按住，从腹部正中间起往两侧推。

作用

推腹减肥法的好处：一是可以对内脏进行按摩，促进腹部代谢，减少脂肪堆积，消除小肚腩；二是可以刺激身体的多条经脉，使气血充盈、经脉畅通。

步骤二

自上而下推至骨盆处，最后再横着从左至右推。建议每天推 2 次，每次推 10 遍。

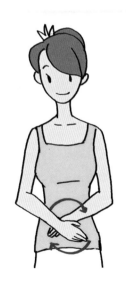

5分钟收腹练习

满月后新妈妈可每天抽时间做做下面 3 个收腹练习，有助于尽快恢复平坦小腹。但剖宫产的妈妈开始练习的时间要由伤口愈合的程度来决定。

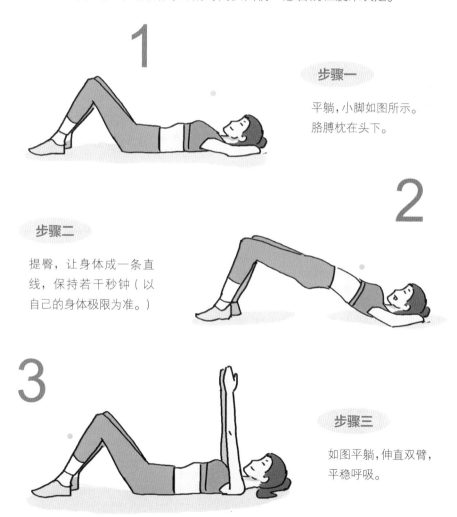

1

步骤一

平躺，小脚如图所示。胳膊枕在头下。

2

步骤二

提臀，让身体成一条直线，保持若干秒钟（以自己的身体极限为准。）

3

步骤三

如图平躺，伸直双臂，平稳呼吸。

4

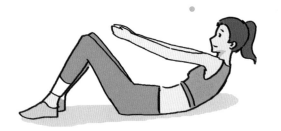

胳膊伸直不动，抬起上身。注意臀部和脚都不要动。

5

如图坐在椅子上，两脚搭在一起。吸气，让肚子鼓起来。

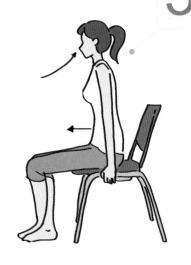

6

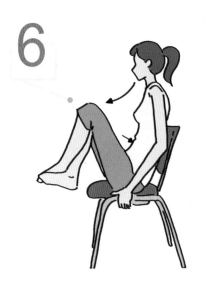

抬起双脚，同时吸肚子、呼气。以上呼吸方式为腹式呼吸法。

三、塑出修长美腿

怀孕的时候身体积蓄了不少脂肪，大腿部位尤其是重灾区，因此新妈妈的双腿不似孕前那么修长美丽了。告别产褥期之后，为了穿裙子更美丽，不少新妈妈立即投入到告别"大象腿"的瘦腿运动中。

运动锻炼美腿法

新妈妈不但身体尚处于恢复调整阶段，还有宝宝需要哺乳，因此，节食并不是瘦腿的明智选择。在健康饮食、注意膳食平衡的前提下通过运动锻炼是比较适合新妈妈的美腿恢复法。

双腿健美操

如果在双腿上随便轻轻一捏就能捏起来皮肉，而且腿看上去胖乎乎的，走路时一颤一颤的，毫无疑问这就是脂肪腿了。有脂肪腿的新妈妈要少吃高热量的食物，多做有氧运动，以消除腿部的脂肪。除了瘦腿健美操，慢跑、快走、骑单车等运动也有助于瘦腿，只要坚持运动，就可以让双腿的线条越来越美。

1

双腿健美操可以改善腿部的血液循环，而且很简单易学。锻炼的时候坐在瑜伽垫上，双腿伸直并拢，略用力绷直，腰部要挺直，两臂向后伸展支撑地面，伴随深呼吸。

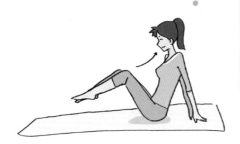

2

吸气时双腿屈伸，足尖伸直，呼气时双腿伸直，与上身呈直角，足尖翘起；也可以两腿交替进行这组动作。

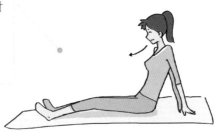

注意锻炼时动作和呼吸的配合，并且要注意量力而行，不可操之过急，因求瘦心切而运动过度。

刮痧瘦腿法

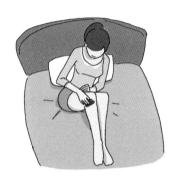

1 用刮痧板用力地从脚踝处向上刮小腿肚，每侧小腿肚刮 100 下，这个动作能够促进淋巴循环，也有助于排毒。

2 刮痧瘦腿可以放在晚上沐浴后睡觉前这段时间来做，刮完之后做一组空中蹬自行车的动作，可以使瘦腿效果更好。

※ 在小腿上涂上润肤油或者橄榄油，宝宝的婴儿油也可以，这会使皮肤比较滋润，以免刮痧时对皮肤表皮造成损伤。

拍打按摩法

有的新妈妈在产后腿部仍然有水肿的现象，这是由于孕后期子宫的压迫造成了下肢的血液循环不好。如果用手指压一下腿部，出现一个小坑，并且很长时间才能消失，就说明腿部有水肿。对于这种情况，可以采用拍打按摩的方法来消除。

拍打按摩时双手四指并拢，找到腿部的淋巴腺，顺着进行拍打和按摩，也可以从脚踝开始拍打。此法的好处是可以消除腿部的水肿，使腿部放松，促进腿部的血液循环和淋巴液循环。新妈妈可以隔天拍打按摩 1 次，每次需要进行 1 个小时才能达到瘦腿效果。

经络穴位按摩瘦腿

经络瘦腿：捶打大腿外侧胃经所在位置，即自股骨的外侧至膝关节外上方肌肉隆起处。捶打时可以使用小橡皮锤，自上而下敲打，需注意力度适中，以有酸胀感但痛感不明显为标准。建议每天敲打 3 次，每次敲打 30 遍。此法可以促进身体代谢，加强营养物质吸收，消除营养物质的不良堆积，从而达到瘦腿的效果。

穴位瘦腿：主要按摩丰隆穴和阴陵泉穴。腿外侧膝眼和外踝之间胫骨的中点，前缘外侧约两指宽度的地方就是丰隆穴；小腿内侧膝下胫骨内凹陷处即是阴陵泉穴。

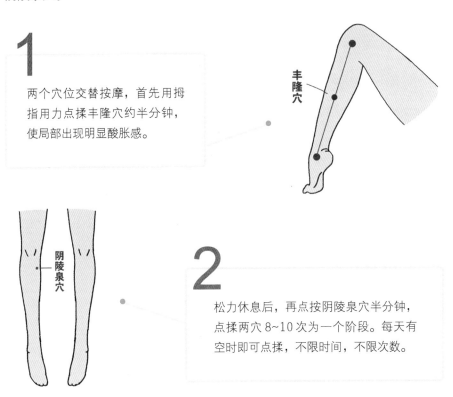

1
两个穴位交替按摩，首先用拇指用力点揉丰隆穴约半分钟，使局部出现明显酸胀感。

丰隆穴

阴陵泉穴

2
松力休息后，再点按阴陵泉穴半分钟，点揉两穴 8~10 次为一个阶段。每天有空时即可点揉，不限时间，不限次数。

借助外力美腿

● 静脉曲张袜

使用静脉曲张袜或者弹力绷带。这是利用循序减压的原理，借助外力迫使血液回流，帮助腿部减轻肿胀和酸痛。

● 紧身裤

与静脉曲张袜和弹力绷带不同，紧身裤只能暂时在视觉上给人以瘦腿的错觉，长时间穿紧身裤只能造成腿部血液循环不畅，反而更容易造成腿部脂肪堆积、水肿等情况。

腿部抽脂

这是比较容易见效的瘦腿方法了，但是也最痛苦。抽脂手术在脚踝内侧或是腘窝处开一个小口，在体外用超声波把脂肪细胞打碎、溶解，再用负压吸出脂肪。

专家解说　Expert interpretation

抽脂手术风险大，各地美容院的价格差异也较大，不是瘦腿的最佳方法，如果新妈妈打算选择此方法，建议到正规的美容医院咨询。

四、扫除臀部多余赘肉

孕期堆积脂肪最严重的部位除了大腿，就是臀部了。不少新妈妈在产后都面临着屁股变大的窘况，即使体重已经恢复到孕前，但臀围还是大了一圈，原先的裤子都穿不进去了。不过，幸运的是，运用"合理饮食＋坚持运动"的方法，塑造迷人臀部也不是那么难。

运动美臀

理想的臀部从侧面看微微挺翘，不会是下垂无力的。虽然由于基因的差异，东方人无法像拉美人那样拥有天生的翘臀，但新妈妈们还是可以通过运动扫除臀部多余脂肪，让臀部的线条向上拉，形成优美的曲线，在视觉上令双腿看起来更显修长。

养成健康的饮食习惯

高热量、口味重、少运动是现代人身体肥胖的主要原因。如果新妈妈产后为了补充营养，摄入了相对较高的热量，又运动不足，那脂肪的堆积是在所难免的。为了避免这种情况，新妈妈可以根据自身的身体状况调整饮食结构，养成健康的饮食习惯。

3   如何养成健康的饮食习惯

选择营养高但热量低的食物，如低脂的食物。

多吃天然食品，少吃含有人工合成剂以及加工过的食品，并做到定时定量。

另外，假如人体内摄入的钾不足，细胞代谢就会变慢，废物无法及时排出，下半身就容易累积水分，造成下肢和臀部臃肿。因此，建议新妈妈尽量以玉米油、橄榄油和葵花油取代动物油，并多吃鱼类。

此外，要注意保证每天摄入足够的水分，应尽量多喝白开水而不是果汁。

臀部按摩减肥

由于女性独特的身体情况，臀部是体内多余脂肪最容易堆积的部位，可以采用按摩的方法来减少臀部脂肪堆积。臀部按摩时可用两手五指揉捏大腿后侧肌群；以手掌自上而下反复揉挤臀部的肌肉；站立、端坐、平卧时，做收缩肛门和夹腿的动作。这些方法长期坚持可减少臀部脂肪堆积，收到良好的塑臀效果。

臀部健美操

臀部健美操即美臀操，是一种恢复体形的好办法。

美臀操的步骤

→ 动作一

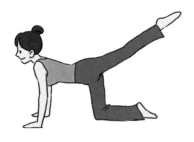

→ 动作二

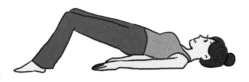

双膝跪地，双手撑地，保持放松；
缓缓吸气，同时抬起右腿，在最
高处暂停片刻，然后边吐气边缓
缓放下；在抬腿时要注意足尖下
压，尽量将腿伸直、抬高。上述
动作要重复20次，然后换腿，
每天最好坚持做1回。

仰躺，膝盖弯曲，双臂伸直贴在
腰间，双脚张开与肩同宽，然后
用力抬起臀部与腰部，使身体呈
直线，保持一两秒钟不动。

→ 动作三

双腿并拢，立正站好，面向前方，双手背在身后。

左腿轻轻向左侧跨出，身体随之自然扭向左侧，小腿与大腿呈 90 度弯曲。

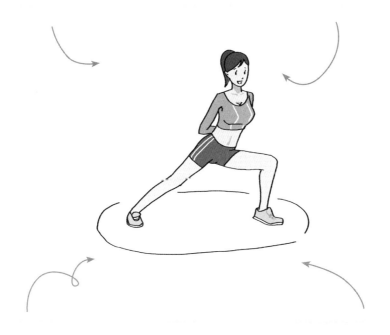

先吸口气，再边吐气边回到立正的姿势；换腿跨出，再做一组。此动作可以连续做 5 组，做 5 到 10 分钟。

做时要保持抬头、挺胸，且背脊挺直。前脚不要太向前跨出，身体尽量往下沉，但是不要太过勉强。

告别不良坐、站习惯

不良坐姿和站姿会导致身体的血液循环和新陈代谢不好，进而造成肌肉松弛，影响臀形。为了配合运动的效果，一定要养成良好的坐、站习惯。

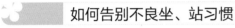

如何告别不良坐、站习惯

1 不要以为只有坐太久才会把屁股坐平、坐大，站着就没有问题了，站立太久也不好，会使下肢血液无法回流，造成静脉曲张。因此，站立也要控制时间。

2 如果因为职业要求需要长时间站立，如教师、售货员或服务员，那么可以在空闲时做抬腿后举的动作，每天至少保证 5 分钟即可。

3 需要坐着工作的新妈妈，坐上 1 小时应起来走动一下，并要注意保持良好的坐姿，只坐椅子的三分之二处，脊背挺直，把力量分摊在臀部和大腿处。如果累了想靠背休息一下，那就选择能够完全支撑背部力量的椅背。

4 坐的时候不要跷二郎腿，尽量合拢双腿；不要双腿交叉坐，更不要半天坐着不动，否则会影响下肢血液循环。另外，需久坐时新妈妈不妨时常踮起脚尖，以塑造臀部线条。

五、小蛮腰再造计划

虎背熊腰，即使拥有天使般的面庞，美丽也要大打折扣，所以是否拥有一个完美的小蛮腰，在很大程度上决定了女人的美与不美。在产后的美丽恢复计划中，重塑窈窕美腰可是重点。

补充营养，吃出小蛮腰

豆制品。豆制品非常适合东方女性的体质，它含有丰富的蛋白质，但是热量却比较低，摄入足够的蛋白质，可以让体内合成足够的胶原蛋白，维持肌肤的正常结构与弹性。

新鲜蔬果。需要注意的是豆制品含有比较多的膳食纤维，新妈妈还需要多吃新鲜的蔬果，以防止便秘。

脂肪。牛奶要换成脱脂的，减少脂肪的摄入，尤其需要减少动物脂肪的摄入，像奶油和奶酪。

瘦肉。为了维持营养均衡，新妈妈可以吃一些含有丰富维生素、矿物质和蛋白质的瘦肉。

锌。要注意锌的摄取。锌与肌肤的生长有密切的关系，它可以促进皮肤角质的正常代谢，让肌肤保持紧致有活力。平时新妈妈可以多食用谷类、肉类、海产及蛋类食品，这些食品都含有丰富的锌。

简单运动，重塑小蛮腰

平时只需简单的运动，比如仰卧起坐、拉伸操和腹式呼吸，就可以让新妈妈轻松拥有完美的腰部。

 几个简单的小运动

→ 仰卧起坐

仰卧在垫子上，双腿正常弯曲，双手可脑后交叉，也可胸前轻抱。

做动作时，让腰部发力，上身径直起来，然后缓慢下降，使身体处于原位，重复做以上动作。

当腹肌把身体向上拉起时，应该呼气，这样可确保处于腹部较深层的肌肉都同时参与运动。

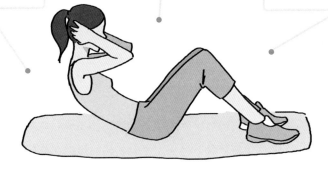

→ 拉伸操

吸气前踮起脚尖，屏住呼吸片刻，然后吸气，眼睛看着手背。

双脚分开与肩同宽，手指交叉，掌心向上，手臂向上举起，呼气，眼睛看着地面。

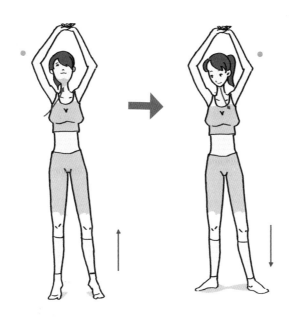

拉伸操随时随地都可以做，是一种非常容易掌握的锻炼方法。

→ 腹式呼吸

用力将气吸到腹底，腹部随之隆起，然后将气慢慢呼出，直到腹部完全瘪下去。呼气时注意肩部和胸部保持不动，收腹，让腹肌用力，重复20次。腹式呼吸有利于加强各个脏器的活动，对于紧致腹部肌肉，具有很好的效果。

经络按摩，按出小蛮腰

人体有多条经脉与腰部相关联，并且在腰部有着多个重要穴位。采用腰部经络按摩的方法，可以疏通经络、调畅气血，促进脂质代谢、脂肪分解和能量代谢，从而平稳、快速地消除腰部赘肉，避免腰部肥胖，塑造小蛮腰。

腰部经络按摩的具体方法

1 双手手掌叠放于腹部，稍用力下按，以肚脐为中心，顺时针摩动，称为摩肚腹。

2 当双手手掌位于侧腹部时，压在下的一只手的掌根部用力回拉，压在上的另外一只手的掌根部用力回推。

3 当摩动到另外一侧腹部时，原来压在上的手换到下面，用掌根回拉，原来压在下的手换到上面，用掌根回推。如此反复摩动，30~50次为佳，在按摩时注意动作要缓。

4 这样的回拉推按动作，不仅可以促进肠蠕动，还可以刺激两个重要穴位——天枢、大横。这两个穴位均与肚脐齐平，与肠腹功能密切相关。大横约在脐旁六指宽处，天枢约在脐旁三指宽处，腹直肌的边缘。

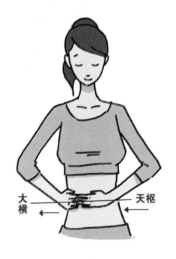

大横　　　天枢

六、甩掉"蝴蝶袖"，
重塑纤纤玉臂

换上凉爽的无袖衫和吊带背心时，最让新妈妈烦恼的就是手臂上难看的"蝴蝶袖"了。

运动甩掉"蝴蝶袖"

"蝴蝶袖"的形成与身体脂肪过多、手臂缺乏运动或肌肉松弛有关。如果想重新拥有纤纤玉臂，新妈妈最需要做的是通过运动促进淋巴液循环，甩掉手臂上的赘肉，让脂肪、毒素离开。

转动肩胛骨

上身坐正，肩部放松，收紧腹部肌肉，适度地打开胸廓，手臂屈肘往两侧平举，手指的指腹分别触碰两肩，挺直背部。

左右的肩胛骨分别往两个相反方向转动，即右侧往后时，左侧往前，活动肩胛骨。这个过程有些类似仰泳的划臂姿势。

1

双腿微微张开，两脚之间与肩同宽，浅坐于椅子的三分之一处，双臂往两侧举起伸展开来。

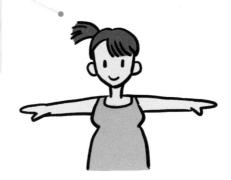

2

收紧腹部肌肉，然后以"∞"的轨迹来划动手臂。

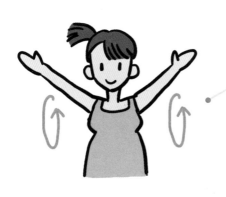

当手臂往后划动的时候，肩胛骨往后仰，胸廓充分打开，头部随之仰起；当手臂划到前面的时候，背部收拢，胸廓收缩，头部低下。

做瘦臂操

 Step1

两臂抓紧毛巾两端于前
胸伸直。

 Step2

双手向上伸直，然后向
左移动。

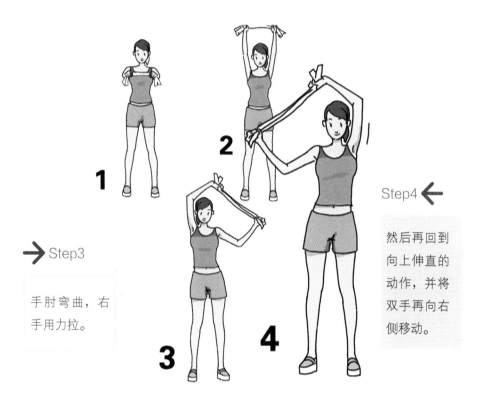

Step3

手肘弯曲，右
手用力拉。

Step4

然后再回到
向上伸直的
动作，并将
双手再向右
侧移动。

重复这样的动作，每天争取做半个小时，就可以让新妈妈的手臂变得纤细，
线条变得更美，形成完美的臂形。

沐浴按摩瘦臂

新妈妈在每天沐浴的时候也可以进行瘦臂按摩。具体方法为：将水温调高一点儿，冲洗自己的手臂，冲洗 2 分钟后就对自己的手臂进行按摩，反复多次，直到觉得得到了充分的放松，这样就起到作用了。沐浴按摩可以有效地促进血液循环，燃烧手臂上面多余的脂肪，如配合精油，会起到更好的效果。

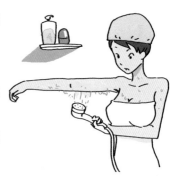

经络按摩

 Step1

用双手手掌各包住对侧肩头，从上到下捏揉双臂，反复数次。

 Step3

然后用左手掌自上而下推擦右上肢内外侧，步骤相同。

 Step2

右手掌自上而下推擦左上肢内侧 20 次，再自上而下推擦左上肢外侧 20 次。

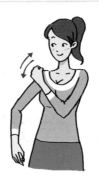

需要注意，饭后 1 小时内不宜按摩。每晚睡前自我按摩 10 分钟以上，就可以达到良好的效果。

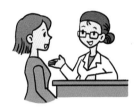

专家诊室

Q 我想尽快恢复怀孕前的苗条身材，所以想知道在哺乳期能用减肥药吗？

A: 像女明星一样，生完孩子后身材就像没生过一样，这是我们很多年轻妈妈的目标。但是，无论减肥的心情多么迫切，都不应该在哺乳期用减肥药。健康的减肥方法永远都是合理运动＋健康饮食。

同时，我想提醒各位急切想恢复身材的新妈妈，饮食和运动都要循序渐进。如果想母乳喂养，就不要在哺乳期节食，可以限制脂肪和糖的摄入，但要保证蛋白质、维生素和矿物质的摄入量，也不要过早进行长时间高强度的运动。过早、长时间的运动可能造成盆腔韧带严重松弛，甚至导致子宫、膀胱、直肠突向阴道，造成子宫脱垂、尿失禁和排便困难等。

Q 我的宝宝已经5个月了，还在哺乳期，我想要瘦身，听说有的瘦身贴效果不错，想试试，但是不知道哺乳期间可不可以使用，用了会对乳汁有影响吗？

A: 哺乳期最好不要用。瘦身贴的原理是通过皮肤或穴位吸收药物成分进入人体血液，达到减肥目的。那些药物的作用大多是抑食、让人腹泻，以加快脂肪消耗，显然这些成分会影响乳汁分泌，而且也不能确定那些成分对宝宝是否安全。

Q 听人说，哺乳会引起乳房下垂，我都不想母乳喂养了。

A：哺乳是不会引起乳房下垂的。如果有条件的话一定要母乳喂养，一是对孩子好，母乳是孩子最好的食物；二是也有利于自身的身体机能和身材恢复。哺乳能减少皮下脂肪的蓄积，促进妈妈的新陈代谢。

为什么有这样的说法呢？主要是老一辈的人生育次数多，也不讲究对乳房的护理，很少使用胸罩来支持、保护乳房，所以当几乎所有的妈妈乳房都下垂时，就把原因结为了哺乳。

现在的女性从怀孕后就注意乳房的护理，穿宽带的胸罩支撑乳房，用按摩膏等来增加皮肤及皮下组织的弹性，就减小了乳房下垂出现的可能性。而且哺乳会促进催产素的分泌，而催产素会增强乳房悬韧带的弹性，反而有利乳房的美观。

Q 哺乳期能使用脱毛膏吗？脱毛膏不是只作用在皮肤表面吗？

A：最好不用。脱毛膏毕竟是一种化学制剂，主要成分是巯基乙酸钙，利用化学物质溶解毛发结构来达到脱毛的目的。巯基乙酸钙对呼吸系统、眼睛、皮肤都是有一定不良影响的。哺乳期如果使用脱毛膏，巯基乙酸钙可能通过皮肤被人体吸收进而影响到乳汁，从而影响宝宝。如果确实需要脱毛，可以用剃毛器。

Q 一直都有美甲的习惯，在怀孕的时候一直忍住没有修甲，现在宝宝出生了，在哺乳期可以美甲吗？

A：如果是单纯地修剪指甲，我认为是完全没问题的，但现在的美甲应该还包括涂指甲油，这就不建议了。哺乳期妈妈的指甲不可避免地会频繁接触宝宝，比如喂奶、抚触等。普通指甲油一般由两类成分组成，一类是色素、闪光物质等固态成分，另一类则是丙酮、乙酸乙酯、邻苯二甲酸酯、甲醛等溶剂成分，这些东西对成人都有危害，更别说刚出生不久的小宝宝了。

Q 满月后身体恢复不错，可以穿高跟鞋吗？

A：如果恢复得好，可以偶尔短时间穿一穿，最好一天不超过 2 小时，不建议经常穿或长时间穿。为了顺利分娩，孕期骨盆以及相关的关节韧带会松弛，产后新妈妈的足部、骨盆及腰部的韧带依然处于一种相对松弛的状态。通常韧带完全修复到正常的水平，长则需要 1 年，最短也要 3 个月。穿上高跟鞋后，身体重量大部分需要前脚掌支撑，为了维持平衡，骨盆会自然地前倾，使重心前移，以挺胸、翘臀、腰后伸的姿势行走。这样的姿势必然会使得原本已经松弛的韧带肌腱雪上加霜，引发腰腿痛。所以，如果很想穿高跟鞋，也应该在分娩 3 个月以后，经医生检查确认韧带恢复良好的情况下再穿。

Q 我是顺产妈妈，请问产后多久能穿塑身衣？

A: 顺产恢复好的话可以早一些，满月就可以穿塑身衣，当然晚上得脱下来。如果恢复不是太好，建议可以缓一缓，因为塑身衣有一定的压迫力，穿上后身体无法在自然放松的情况下自然恢复。剖宫产的妈妈则需要稍晚一点儿，最好伤口完全愈合后再穿。

Q 我产后有大出血，请问康复后多久才可以进行塑身？

A: 产后有大出血，身体一定会很虚弱，恢复需要的时间也会更长一些，不建议过早进行塑身，最好休养半年以上再考虑。但在这段时间里，也不能完全不运动。在注意休息、加强营养的前提下，也可以逐步进行一些力所能及的运动。

有的新妈妈急于求成，产后迫不及待地开始塑身锻炼，但太早运动是不利于身体恢复的，甚至会对身体产生比较大的伤害。特别是太早进行剧烈运动，会影响子宫复原和伤口愈合，引起子宫的出血、感染和脱垂。

Q 断奶后，胸部变得很小了，该怎么办啊？

A: 这种现象很常见，主要是因为哺乳期体力消耗大，使得新妈妈体内脂肪减少，乳房的脂肪也相应减少。有的新妈妈哺乳时间长，泌乳素抑制卵巢功能的恢复，进而使得身体雌激素分泌减少，再加上忙于哺乳，疏忽了哺乳期和哺乳后的乳房保护，乳房萎缩就是必然的了。

如何改善这种情况呢？一是多按摩，以促进局部血液循环，增加乳房的营养供给，刺激雌激素分泌；二是做一些有针对性的产后恢复操，锻炼胸大肌，使乳房看上去更坚挺；三是食疗，多吃一些含有B族维生素和维生素E的食物，B族维生素是合成雌激素的必需成分，而维生素E能够调节雌激素分泌。

没有所谓安全的减肥药

很多新妈妈还没有从生完宝宝的欣喜当中回过神来，马上就被自己的体重给吓住了，想着休完产假后就要上班了，怎么能带着一身赘肉去见同事呢？减重就成了新妈妈必须面对的一个难题。不少新妈妈问我哺乳期能不能用减肥药，我的回答是：目前为止，我还不知道有绝对安全的减肥药，产后减肥只有哺乳＋运动＋合理饮食才是良方。

减肥药有风险

目前减肥药市场非常混乱，很多减肥药不但没有减肥效果，还可能给身体带来极大的危害。前几年大热的减肥药曲美，就因为含有西布曲明，可能增加严重心血管风险而被下架。西布曲明是一种减肥辅助治疗药物，综合国内外监测和研究资料的评估结果以及国内临床专家的意见，目前在市场上按照适应症使用西布曲明的患者较少，停药后体重减轻但持续效果较差，减肥治疗的风险大于效益。

区分药物和保健品

有一些所谓的减肥药，是以"卫食健字"或"国食健字"的批准文号作为保健品在销售，根本就不是药品。国家对有国药准字号批准文件的药品的生产管理是比较严格的，相对而言，对保健品的质量控制就要宽松不少，所以我们经常看到新闻说某某保健品违规添加化学成分。如何区分药物和保健品呢？看外包装就知道了。包装盒上有"国药准字"的是药品，包装盒上有"卫食健字"或"国食健字"的就是保健品。

远离左旋肉碱

目前市场上有一种称为左旋肉碱的减肥药比较热，其实左旋肉碱是一种促使脂肪转化为能量的类氨基酸，根本就达不到减肥的效果。市场上销售的左旋肉碱，都是作为保健品在销售的，我们国家从来没有批准过将左旋肉碱作为减肥药的药物成分。

节食减重不可取

我也不建议新妈妈通过节食来减重。产妇产后由于气血不足，所以坐月子时需要摄取足够的营养，获得充分休息。但很多产妇怕胖，不敢多吃，这对产妇和哺乳的婴儿来说，都是不健康的。产后妇女增加的体重主要是水分和脂肪，很多时候，这些脂肪根本就不够用，还需要从产妇身体原来储存的脂肪中动用一些来补充哺乳所需的营养。所以，为了保证婴儿哺乳的需要，产妇一定要多吃含钙丰富的食物，每天最少要补充 11760 千焦（2800 千卡）的热量。如果产妇急于节食，哺乳所需的营养就会不足，从而影响到产妇和新生儿的营养获取和身体健康。

母乳喂养是极好的减肥方法

母乳喂养是哺乳期很好的减肥办法，因为哺乳本身就是一个消耗能量的过程。这时候减肥要有耐心，想一想，怀胎十月渐渐堆积的肥肉怎么可能瞬间化为乌有？过快地减掉体重对新妈妈的身体并没有好处，比较合理的塑身计划是 1 周减重不要超过 0.5 千克，超过这个范围就会影响到母乳产量。即使没有进行母乳喂养，1 周减重也不要超过 1 千克。

坚持母乳喂养，防止乳房下垂

每每有新妈妈不愿意母乳喂养，我一问原因，无一例外都是认为母乳喂养会使乳房下垂。因为这个理由而拒绝母乳喂养是非常可惜的，母乳是孩子最好的食物，而且产后防止乳房下垂的最好方法恰恰就是坚持母乳喂养。

母乳喂养好处多多

在哺乳过程中，宝宝吸吮乳头的动作会不断刺激新妈妈乳房内分泌乳汁的乳腺组织，而乳腺组织接受外界刺激越多就越发达，其实，这与肌肉运动越多便越结实的道理一样。另外，哺乳还能够促进母体催产素的分泌，而催产素会增强乳房悬韧带的弹性。因此，坚持母乳喂养的新妈妈在哺乳期过后，乳房会变得更坚挺，而并非松弛、下垂。

乳房下垂的原因

产后很多女性都出现了乳房下垂的现象，这又是什么原因呢？

一是因为新妈妈能量消耗大，如果过于劳累，营养补充不足，就会使体内储备的脂肪耗竭、身体明显消瘦，这样一来乳房间质的脂肪也会随之消耗而引起乳房松弛、萎缩。

二是妊娠期及产褥期由于大量的雌孕激素作用，导致腺泡和乳腺管增生，脂肪含量增加，乳房丰满。而断奶后，激素水平下降，腺泡塌陷，乳腺腺体萎缩，结缔组织重新取代脂肪组织，乳房就会出现萎缩变小的现象。

三是因为有些新妈妈产后性欲淡漠、缺乏性刺激等，这也会使乳房萎缩变小。

如何避免乳房下垂

产后乳房萎缩，跟是否母乳喂养关系不大。要避免乳房萎缩，除了母乳喂养，新妈妈还可以从两方面入手。

一是局部按摩。这是最简单有效的美胸方式，借由手部的力度和恰当的按摩手法，可让出现下垂危机的胸线重新上提。

二是选择合适的文胸。乳房较大的女性为避免产后乳房下垂，在怀孕期间应该随着乳房的增大，选择适当尺寸的胸衣，如果不穿的话，很容易引起乳房下垂。产后也要随着乳房的缩小，换穿较小尺寸的胸衣，这样才能为胸部提供适当的支撑。除了穿着时的美观外，应更趋于功能取向，选择那些能为乳房提供舒适的皮肤接触的文胸，同时又便于产后哺乳，预防乳房的下垂。

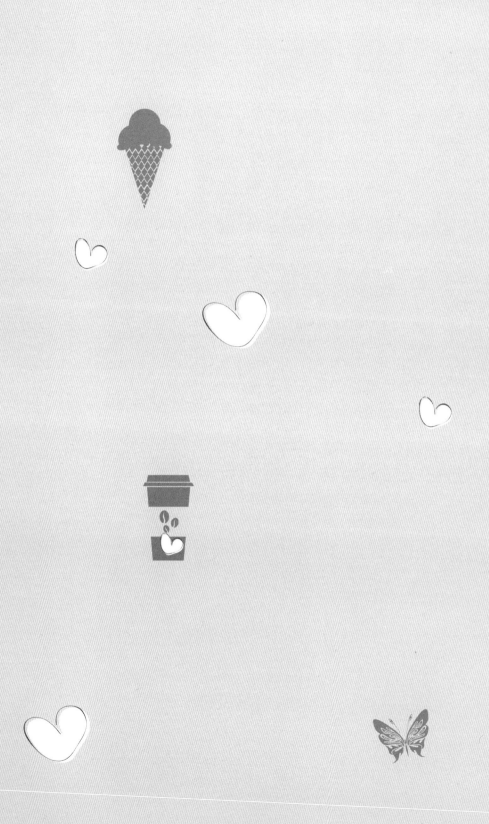

Chapter5

产后心理
调整

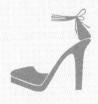

一、远离产后抑郁

产后抑郁是新妈妈在刚刚生完孩子之后由于生理和心理因素而出现的抑郁障碍。产后抑郁很常见，英国 NHS 统计，大概每七个妈妈中有一个妈妈在产后三个月会有一定程度的产后抑郁，只是多数新妈妈的抑郁表现不明显。

产后抑郁产生的原因

孕期升高的雌激素在分娩后迅速下降导致的内分泌变化是产后抑郁症的生理因素，而过度担心宝宝的健康或怀疑自己能否承担母亲的责任，害怕生活因为孩子会发生很大的改变等则成为诱发产后抑郁的心理因素。

产后抑郁的三大原因

雌激素和孕激素代谢平衡紊乱	怀孕期间，孕妇的雌激素和孕激素水平都达到了峰值，而在分娩后 3~5 天内会降低至基础水平。这种分娩后体内激素的巨大改变，会让新妈妈变得特别敏感，很容易因为一点点小事就落泪，继而焦虑、抑郁。

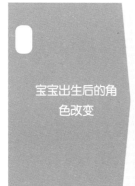

睡眠不好导致情绪波动

孕末期由于胎儿体重越来越大，孕妇怎么躺都不舒服，还常常因为尿频而睡眠中断，临产前也会因为紧张兴奋而无法入睡；而在生完宝宝后，新生儿每2~3个小时就要吃奶，这使新妈妈的睡眠在短时间内也无法恢复正常。

宝宝出生后的角色改变

分娩后新妈妈在家中的角色会发生改变。新生儿24小时不间断的需求使得新妈妈需要承担的责任和压力增加，再加上家人对新生儿投入过多的关注，新妈妈由怀孕时家里的主角变成了家里的配角，心里难免会感到落差，而分娩后伤口的疼痛、生活的不便也会加深新妈妈对关注的渴望。面对生活的变化，新妈妈的心理准备不足又缺乏调适时，就容易抑郁，尤其是如果分娩过程不顺利的话，抑郁的风险就更高。

产后抑郁的影响

产后抑郁的症状主要有情绪不稳定、紧张、疑虑、内疚、恐惧、莫名哭泣，极少数会有绝望、离家出走、伤害孩子或自杀的想法或行为等。

如果只是轻微的抑郁倾向，新妈妈往往会无缘无故地哭泣，容易发怒、敏感、情绪低落，使家庭氛围变得紧张，如果家人不能理解，也会带来矛盾和争吵，影响家庭和谐。

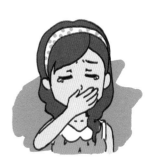

而如果是严重的抑郁症，新妈妈会深深地自责，觉得无法胜任妈妈的角色，无法照顾好宝宝，甚至可能会有自杀的行为。因为产后抑郁而跳楼自杀的新闻屡见不鲜，甚至还有带宝宝一起寻死的情况，这无疑会给家庭带来无法愈合的伤痛，甚至是灾难。

预防和治疗产后抑郁

产后抑郁并不可怕，更不是什么见不得人的事情，它并不意味着你不好，你是一个不合格的妈妈。你只是生病了，当你意识到自己心情"糟糕透了""真的活不下去了"的时候，一定要告诉自己，这种糟糕的状况只是暂时的。

不要冷落妈妈

作为家人，当家庭迎接来新成员时，一定不要冷落了辛苦的新妈妈，她和孩子一样需要家人的关心和照顾。尤其是有老人来帮忙照顾的时候，如果新旧育儿观念产生冲突，家人要对新妈妈的意见给予尊重和理解，并且不要只把新妈妈当作喂奶机器，一味地催促新妈妈喝下奶的汤。

和其他父母交流

和身边其他新父母交流，了解其他新生儿的情况，了解自己遇到的问题是否别的家庭也遇到了。当和他人分享自己的经历和经验时，就不再觉得自己是孤单的，也许还会从妈妈这个新角色中找到快乐和新的人生意义。

好好吃饭

注意力无法集中和失去胃口都是很常见的抑郁症状，如果缺乏营养，尤其是产后缺铁，就会造成身体疲惫，也更难和宝宝交流、照顾好宝宝，所以一定要好好吃饭。

主动寻求帮助

不要把绝望憋在自己心里，要敞开心扉，向自己信任的家人和朋友倾诉，说出来，主动寻求帮助，比如让别人帮助喂奶，自己不做或少做家务，以得到更多休息的时间。

保证良好的睡眠

家人做好分工，在不同的时段帮助照看婴儿，让新妈妈得到充分的休息。良好的睡眠也能够缓解抑郁的情绪，对产后抑郁症患者的康复是非常有利的。需要提醒的是，如果做出这些努力之后仍未改善，最好及时寻求专业医生的帮助。

产后抑郁症一般在产后 4 周内发病，但预期良好，约 70％ 患者能于 1 年内治愈，仅极少数患者患病持续 1 年以上。治疗产后抑郁症原则上与治疗一般抑郁症无显著差异，但妈妈如果在哺乳期，使用药物应慎重。

击退产后抑郁的小妙招

饮食调养

产后抑郁与生理激素的变化有很大的关联，饮食上补充缓解紧张和忧虑的营养素，如锰、镁、铁、维生素 B_6、维生素 B_2 等，可改善精神状态，为此新妈妈们宜多吃粗粮、全麦、麦芽、核桃、花生、杏仁、白果、马铃薯、大豆、葵花子、新鲜绿叶蔬菜、海产品、蘑菇及动物肝脏等富含上述营养素的食物。

 食谱推荐

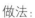 **西芹百合炒虾仁**

材料：鲜虾仁、西芹、白果仁、杏仁、百合适量。

调料：盐、油等少许。

做法：

①西芹切段，与白果仁、杏仁、百合等一同焯水。

②虾仁上浆，在油锅里过一下。

③取出虾仁，与西芹、白果仁、杏仁、百合等快炒至熟后，加盐调味即成。

功效：这道菜不但营养丰富，而且鲜脆爽口、色彩艳丽。

香菇豆腐

材料：水发香菇、豆腐适量。

调料：糖、盐、酱油、料酒等少许。

做法：

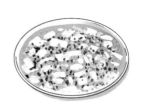

①豆腐切块，香菇洗净去蒂后切成丁。

②炒锅上火烧热油，用文火煎豆腐至两面金黄。

③加适量水，加入香菇、料酒，放糖、酱油、盐等调味，旺火收汁，勾芡后即可。

功效：豆腐含丰富的蛋白质和钙，香菇富含锌、硒、B 族维生素，有助新妈妈摆脱郁闷心情。

多彩桃仁鸡丁

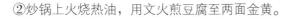

材料：鸡肉、核桃仁、黄瓜、胡萝卜适量。

调料：酱油、淀粉、料酒、盐、糖、葱、姜等少许。

做法：

①鸡肉切丁，加酱油、淀粉上浆；黄瓜、胡萝卜切丁，葱、姜切丝；核桃仁剥皮炸熟。

②大火滑炒鸡丁，捞出控油；原锅煸香葱、姜后，翻炒胡萝卜至八分熟，下鸡丁、黄瓜、核桃仁，加料酒、盐、糖调味，最后勾芡装盘即成。

功效：核桃仁含有很多抗忧郁的营养素，搭配鸡丁、黄瓜、胡萝卜，颜色丰富，营养更全面。

增加户外活动，多晒太阳

温暖的阳光能够促进人体的血液循环、增强人体新陈代谢的能力、调节中枢神经，从而使人的情绪平和稳定。天气好时，新妈妈可带着孩子到户外活动活动，在温暖的阳光中坐几分钟，深呼吸几次，对自己和孩子都有好处。

给自己一点儿独处的时间

新妈妈生产后生活的重心完全围绕着宝宝，时间一长难免情绪低落，这时不妨给自己放个假，把宝宝托付给家人照顾一会儿，出去拜访一下朋友，逛逛街为自己买几件漂亮的新衣服，之后就又能有好心情照顾宝宝了。

调整期望值，简化生活

照顾新生的宝宝不但占用了新妈妈太多的时间和精力，还可能有太多的突发意外。新妈妈要学会放弃完美主义的想法，不要期望一切都像以前一样井井有条，不要勉强自己做所有的事情，忙不过来的时候可以请身边的家人、朋友帮忙。

、产后抑郁自我测试

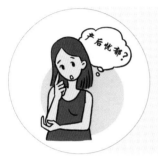

超过四分之三的新妈妈会在产后一周左右经历情绪不稳定、急躁、莫名其妙地哭泣，这些现象叫作产后伤感（baby blues），其中约有10%的新妈妈的这种低谷状态会维持数周，那么这些妈妈就很有可能是患上了产后抑郁症。

辨别产后抑郁

除产后伤感外，也有一些新妈妈在产后由于严重缺乏睡眠而感到无比疲惫，进而造成心情烦躁和情绪不稳定，这和产后抑郁也是有区别的，产后抑郁的新妈妈即便在极度疲惫和困倦的情况下仍然睡不着。

 产后抑郁的自我测试方法

在下面列出的产后抑郁症最常见的症状中，如果只是不时出现其中几种，可以通过自己和家人的努力做些调适，但是如果有 5 种以上症状或症状持续了 2 周以上，就应该去寻求专业医生的帮助了。

是   1. 白天情绪低落，昏昏欲睡，没有精力或没有动力。   否

是   2. 严重失眠，而且早上很早就醒来，睡眠质量非常差。   否

是   3. 食欲不振，体重下降。   否

是   4. 时常感到不安、伤感、无望，对生活失去信心，对各种活动都没有兴趣或者无法感到快乐。对未来不抱希望，觉得活着特别没劲或感到活不下去。   否

是   5. 缺乏自信，过度自卑或者自责，觉得自己没用、没有价值或有罪恶感。   否

是   6. 容易伤感、哭泣，常为一点儿小事而恼怒，精神焦虑。   否

是   7. 身体异常疲惫，心烦气躁。注意力难以集中，难以做决定，记忆力下降。   否

是   8. 不愿和家人、朋友接触，有自杀的企图或行动。   否

是   9. 无法照顾婴儿，甚至想要伤害婴儿。   否

是   10. 出现各种身体不适症状，如头痛、胸痛、心率过快等。   否

三、年轻爸爸也会产后抑郁
——理解爸爸的不容易

产后抑郁并不是妈妈的专利，有些新爸爸也会有产后抑郁的情况，尤其是新一代父母大多也是独生子女，面对家庭因为增加新成员发生的改变一时无法适应而倍感压力。

新爸爸产后抑郁的表现

和产后抑郁的妈妈总是哭泣不同，新爸爸的产后抑郁并没有特别明显的表征：

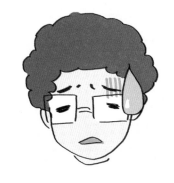

- 有的是精神恍惚、没有精气神。
- 有的是食欲减退、经常失眠。
- 有的是不想上班、做家务，产生逃避心理。
- 有的是脾气暴躁、易怒，莫名其妙地发火，严重的话甚至会出现家庭暴力。

新爸爸的产后抑郁也应该引起重视，否则严重的话会影响夫妻关系，也会对孩子的身心健康带来负面影响。

新爸爸产后抑郁的原因

● 生活节奏被打乱，身体无法适应：新爸爸要同时照顾妻子和宝宝，尤其是夜里时常被宝宝的哭闹打乱作息，休息不好就容易心烦意乱、身心俱疲。很多家庭也会在这个时候请老人来帮忙，而新老两代人之间常常会因为育儿观念的不同而产生矛盾，复杂的家庭关系也会让新爸爸左右为难。

● 事业还在拼搏期，经济压力更大了：新爸爸大多在而立之年，事业还处于拼搏期，有了宝宝之后，家庭开支骤然增加，作为一家之主的爸爸心理压力自然更大了。

● 缺少育儿经验，手忙脚乱压力大：爸爸不如妈妈那样细心，尤其是面对幼小的婴儿，无法快速进入角色的新爸爸会"不敢碰"孩子，自然也不知道该怎样做才能搞定哭泣的宝宝。这时新妈妈也会因为身体伤口的疼痛等原因情绪不好，可能会对笨手笨脚的爸爸不满，这样新爸爸的心理压力就会越来越大了。

● 妈妈的心都在宝宝身上，新爸爸有失落感：有了宝宝之后，就几乎没有机会再像恋爱时那样享受二人世界，新妈妈的精力几乎都在照顾宝宝上，无暇关注到丈夫的需求，新爸爸会有一定的心理落差，情绪低落，甚至会产生嫉妒心理。

预防和应对新爸爸的产后抑郁

"陪着妻子怀孕"。从妻子怀孕开始，就尽可能让准爸爸参与进来，比如陪着妻子一起产检，和妻子一起布置婴儿房，购买新生儿用品，胎教时给宝宝读故事让宝宝熟悉爸爸的声音（研究显示，胎儿对男性低沉的声音更为敏感）等，让准爸爸提前找到当爸爸的感觉，做妻子强有力的后盾，这样就不会在宝宝出生后无法面对"我是这个婴儿的爸爸，我要为他负责"的压力了。

多与新妈妈沟通。关于育儿的知识，大多数新妈妈都会做足功课，尽管都是没有经验的新手爸妈，新爸爸还是可以多和妻子沟通，让妻子来告诉自己应该怎么做比较好，而爸爸也要及时地告诉妻子自己内心的想法，只有坦诚地沟通才能得到对方的理解和支持。

尝试和婴儿独处。在妈妈累了的时候，新爸爸可以照看婴儿，帮助婴儿换尿布，给婴儿洗澡，充满爱心地拍拍孩子，和孩子说话时注视着孩子的眼睛，慢慢在相处中体会和孩子之间的亲情，体会作为爸爸的幸福感。

及时寻求专业帮助。如果新爸爸的产后抑郁非常严重，采取了种种措施仍然难以排解心中的郁结，可以寻求专业心理医生的帮助。在新生命到来的特殊时期，给自己减压，让自己的生活平缓地适应新的变化，不要苛求完美。

四、家人、朋友的情感支持解压产后抑郁

产后抑郁属于情感性精神障碍的一种，这和分娩造成的神经内分泌变化有很大的关系，和新妈妈所面对的外部环境，如家庭成员、工作内容和压力的变化也都息息相关。作为家人，给予新妈妈情感的支持及实质性的帮助是非常关键的。简单地说，就是不要让新妈妈独自面对产后抑郁。

不要苛求新妈妈坚强

产后抑郁的最常见表现就是脆弱、爱哭，一点儿小事也许就会让新妈妈承受不住而痛哭或是发脾气。

正确的劝慰方式

作为家人需要认识到产后抑郁的表现，不要用正常人的标准来苛求新妈妈坚强，尤其不要提"你现在是母亲了，为母则强"云云，这样的劝慰甚至会起到相反的作用——让新妈妈因为感到"自己没用，这点事都做不好，达不到作为一个母亲的要求"而自卑、失落，从而使心情更加沮丧，甚至感到绝望。

对于新妈妈

作为家人，需要在新妈妈表现出无助时，给予鼓励，让新妈妈知道很多人都会面临这样的情况，自己做得还算不错，不能要求完美，需一点儿一点儿慢慢适应，一点儿一点儿逐渐改进。

对于新生儿

每个孩子天生的性格不同，有的孩子很乖，比较好带，有的孩子则比较顽皮，需要特别用心去呵护。

新生儿与新妈妈

面对孩子的哭闹时，新妈妈不妨这样想：也许我的孩子就是一个对生活品质有追求的 baby，需要我比别人更努力些才能满足宝宝的要求。

随时观察新妈妈的情绪变化

家庭中迎来一个新生儿，往往全家人的注意力都会被这个新生命吸引。要知道，在产褥期的新妈妈也是需要照顾和呵护的。怀孕时新妈妈曾是一家人的重心，当这种全家的注意力都向宝宝转移时，也可能会引发新妈妈的心理问题。

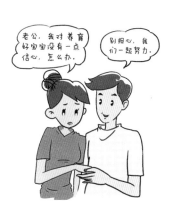

老公，我对养育好宝宝没有一点信心，怎么办。

别担心，我们一起努力。

家人可以做的事情

家人需要仔细观察新妈妈的日常表现，不要忽略了新妈妈的情感需求。

● 很多情感专家一般都会建议由宝宝的姥姥来照顾产褥期的新妈妈，这是因为姥姥比较在意自己女儿的需求，会心疼和关注女儿的情绪变化，一旦有问题也比较容易沟通。

● 如果姥姥无法来照顾，那新爸爸就要更多地承担起这个责任，常常和自己的妻子聊天，不要所有的话题都是关于孩子，也要及时给新妈妈肯定和鼓励，及时表达爱意：我爱孩子，但是我更爱你。

● 接受新妈妈表现出的无助和情绪低落，如果发现新妈妈有抑郁的倾向，也可以做到早预防早调整，避免造成家庭的悲剧。

怎样带孩子，妈妈说了算

在育儿观念发生冲突时，家人要尊重新妈妈的意见，不要再人为地给新妈妈制造出困难。比如有的老人认为新生儿睡眠不规律，便把孩子带在自己的身边休息，这虽然是出于让新妈妈也得到休息的好心，但是往往也会让有抑郁倾向的新妈妈认为是被夺走了孩子。这时就要尊重新妈妈的选择，让她自己来带孩子，家人在一旁给予协助即可。

朋友的肯定也至关重要

有的新妈妈遇到问题不能及时和家人沟通，会转而求助自己的好朋友。

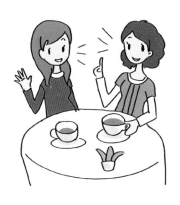

接受新妈妈的变化

作为朋友，这个时候的聆听对新妈妈来说非常珍贵，可能你会发现，你的这位朋友升级当妈妈之后似乎心眼儿变小了，矫情了，再也不方便参加社交活动不说，一联系就大倒苦水。

给予新妈妈正面反馈

如果好朋友知道这是女性内分泌影响下的情绪变化，就不要给新妈妈类似于评判性的反馈。尤其不要进行"怎么当了妈妈之后变得这么啰唆，以前洒脱的你去哪了"之类的调侃，更不要说"你看 ×× 当了妈之后也没像你这样啊"。

一旦新妈妈关闭了倾诉的心门，她也许需要克服更大的困难才能排解心中的抑郁了。

及时寻求外援

如果说家人和朋友都已经尽力在帮助新妈妈，却仍然无法使她的情绪好转，尤其是出现了伤害自己甚至是伤害婴儿的行为，那么一定要及时寻求专业心理医生的帮助。

五、找到一种适合自己的娱乐方式

在生活中培养一项业余爱好是很重要的，比如音乐、运动、阅读，这些爱好会帮助你度过一些孤独的时刻。人终究免不了要和自己独处，在很多时候你会发现，没有任何人能够和自己完全心灵相通。

寻找自己最喜欢的娱乐方式

在你或欣喜或悲伤的那些时间，或者像阿甘一样不停地跑步，或者像梵高那样疯狂地涂抹色彩。总之，如果这时候有一个你喜欢的方式能够承载你的情绪，那么这可以说是一种幸福。

如果你爱音乐

爱好乐器的新妈妈可以放松一下心情，选自己喜欢的曲子来演奏，但是需要注意劳逸结合。如果只是喜欢欣赏音乐，可以找来 MP3 聆听，让家人帮助收集自己喜欢的歌曲。如果有自己一直喜欢的歌手，这时候也可以找来其某一场演唱会来听。

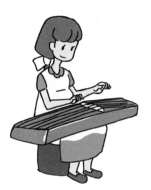

推荐：虾米音乐、豆瓣电台。找到自己喜欢的音乐类型，随机播放，适合无目的的放松。

如果你爱阅读

爱阅读的新妈妈在产褥期一定要注意每次阅读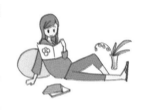的时长，让眼睛及时得到休息，避免视觉疲劳。自己平时没有时间看的书集中在这个时间段来阅读，也是很奢侈的享受。如果没有这样的"存货"，可以找一些短篇小说来看，让自己的注意力暂时从眼前的吃喝拉撒转移开。

推荐："短经典"系列小说（人民文学出版社）、《从你的全世界路过》。故事都不长，看完一个故事正好可以休息。

如果你爱运动

爱运动的新妈妈一般身体素质都相对较好，在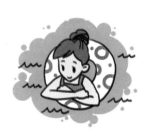生完宝宝之后，应视自己的恢复情况而选择合适的运动方式和运动时间，刚开始不要强度太大，注意循序渐进。另外，自然分娩的新妈妈不要急于下水游泳，待 42 天产褥期结束后，经医院复查没有问题再开始恢复游泳。

推荐：快走、慢跑。每次运动不超过半个小时。

如果你爱艺术

学着插花或者是绘画，都是新妈妈在产后休闲时不错的选择，这些"安静的艺术"不会打扰宝宝的睡眠，而且比较多元且饱和的色彩也能给新妈妈带来心灵的愉悦。

如果你爱手工

爱好做手工的新妈妈可以有很多的选择。

 可以选择的手工形式

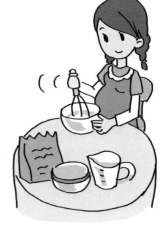

●如果喜欢美食，可以买些面粉、黄油来烘焙，制作些餐后甜点丰富家人的餐桌，自己吃一点儿甜食也能让心情变好，只是需要注意高热量的食物不要贪多。

●如果喜欢编织，可以买些棉线给孩子织个帽子或是钩双小鞋子，孩子用的东西不会太复杂，很快就能完成，既有实用性，也能给新妈妈带来成就感。但在编织的时候要注意双手的休息，避免指关节过度疲劳。

●如果喜欢布艺，新妈妈也可以静下心来搭配不同的花色玩拼布，给宝宝做个小枕套或是给自己做个小零钱包，又好看又有趣。

推荐："柯布手工庄园""编织人生"都是不错的手工论坛，新妈妈可以在这里找到自己的小伙伴，一起完成"作业"。

如果你爱听相声、爱看漫画、爱看综艺节目

娱乐的方式有很多种，听相声、看漫画和综艺节目都是不错的选择。最重要的是能够让自己的注意力暂时离开孩子，关注自己的需要，让紧张的心情得到放松。只有妈妈快乐，才能让宝宝快乐，才能让家庭充满温馨。

六、做个艺术 SPA，恢复健康好心情

艺术是人类的伟大创造，它并不是高居庙堂难以靠近的显贵，而是每个人心中对美的感应、理解和表达。艺术的独特魅力在于能够让人沉浸其中，暂时忘记自己，却又时刻在不断地给人以能量，或让人平和，或让人愉悦，或让人释放出内心压抑的负面情绪。新妈妈不妨经常给自己做做艺术 SPA，用自己喜欢的方式全身心投入艺术，释放产后压力，让自己重新拥抱畅快淋漓的好心情。

艺术 SPA 调节五感，放松身、心、灵

艺术的形式非常丰富、多元，可以是浓烈的色彩，也可以是悠扬的旋律，还可以是巧夺天工的雕塑、匠心独具的建筑。画一幅油彩画是艺术，演奏一曲钢琴曲是艺术，做一束插花摆在房间是艺术，烘焙一份色、香、味俱佳的点心也是艺术。我们的视觉、听觉、嗅觉、味觉和触觉沉醉在不同的艺术种类里，心境和情绪将会被改变，这也是不少父母培养孩子某种艺术才能的初衷——让他长大后多一种独处的方式和取悦自己的爱好，能让心灵纯净、情绪平和。

插花和古典音乐结合的 SPA

新妈妈不妨尝试着把古典音乐和插花结合起来，感受古典音乐的情绪，选择与之匹配的色彩，用花艺诠释对应的情绪。音乐和花艺的相通之处，相信不同的人会有不同的理解。欢快激烈的音乐搭配鲜艳的花束，婉转轻扬的音乐则比较适合淡雅甜美的花束，至于表现形式，就看新妈妈自己别具匠心的创作了。

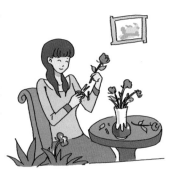

轻音乐和油画结合的 SPA

同样地，音乐和美术也可以搭配在一起。轻音乐能够把恬淡舒适的氛围布满整个房间，新妈妈可以选一个孩子安睡的午后，在轻音乐的陪伴中涂抹一幅静物画，可以是窗外的绿荫、身边的猫咪，甚至也可以是自己心爱的宝宝，画出他熟睡的可爱模样。这样的作品，可以保留下来，作为孩子成长过程中的一种记录。多年后看到这幅画，你一定也能想起这个美妙的午后，独属于你的一段幸福的时光。

专家解说 Expert interpretation

无论哪种艺术形式，新妈妈都可以将之当作是自己心灵的慰藉，寻找自我的美好途径。也许阅读会耗费心力，写日记容易放大自己的不愉悦，那么相信你总能找到一种适合自己的方式。不说，不想，不做，眼下的困境都会被湮灭在记忆中。

七、产后恢复房事慢慢来

如果新妈妈的身体恢复得好，一般情况下产褥期结束，也就是产后6周就可以恢复性生活了。但是，这时候由于生理和心理的多方面因素影响，性生活不可能一下子就恢复到孕前的和谐状态，一切都需要慢慢来，尤其需要新爸爸的努力配合。

新妈妈可能产后"性趣"低落

由于内分泌的变化，新妈妈会出现"性致"不高的现象，再加上照顾宝宝的疲惫，担心宝宝万一醒来哭闹的紧张，或者和老人同住担心尴尬，都无法让新妈妈完全放松下来投入到性生活中。

由于阴道伤口的疼痛造成的心理阴影，使自然分娩的新妈妈在恢复性生活时不免紧张，再加上卵巢功能没有完全恢复，使阴道不能充分湿润的紧张和干涩也会影响性生活的顺利进行。

产后恶露大多会在1个月内排除干净，但也有新妈妈由于体质的原因导致延长。恶露的味道如果不好，也会造成性生活时的尴尬。

产后多数新妈妈的体形还没有完全恢复，因为身材太胖、妊娠纹太难看、哺乳期乳房太大等造成了自卑，新妈妈会羞于面对自己的爱人。

这些原因加在一起，很可能会让新妈妈在面对爱人的需求时，采取能免则免的拖延战术。

产后性爱别着急

分娩后女性在心理和生理上都需要一个恢复期，所以在产后第一次性生活时，新爸爸一定要耐心，要给予理解和关怀，不能一味地考虑自己的需要。

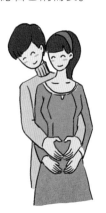

- 新爸爸应营造浪漫、良好的气氛，尽量温柔地和新妈妈沟通，延长"前戏"时间，多给新妈妈一些爱抚。
- 如果阴道不够湿润，可以借助润滑油，避免用力过度对阴道造成损伤。
- 如果恶露没有完全排除干净，不应该操之过急，还需要给新妈妈一段时间。
- 另外，哺乳的新妈妈乳房更加敏感，无法承受太用力的抚摸，否则有可能引起乳腺炎，给新妈妈造成额外的痛苦。

 产后重启性爱的时间由新妈妈身体的恢复程度决定

● 顺产

一般而言，顺产后 6 ～ 8 周可以恢复房事。因为会阴侧切的伤口一般需 7 天才能愈合，会阴表面组织愈合修复需 6 ～ 8 周时间。

● 剖宫产

最好是术后 3 个月，来过一次月经后再开始房事。但如果哺乳导致月经未恢复，只要子宫复旧良好，同房一般也没有问题。

产后同房，即使月经未恢复也需避孕

有的人认为哺乳期不会排卵，所以不会怀孕，这种说法是错误的。哺乳期怀孕的概率相对较低，但绝不是百分百不会怀孕，所以即便是没有恢复月经，依然有怀孕的可能。

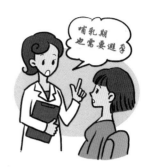

避免怀孕的重要性

生完一胎后不宜立即再次怀孕，剖宫产的新妈妈因为子宫的伤口未完全恢复，再次怀孕容易造成危险。

哺乳的新妈妈怀孕会造成乳汁减少，并且容易在喂宝宝时引起子宫收缩，造成流产。因此产后恢复性生活时一定要注意避孕。

 选择适合自己的避孕方式

● 避孕药	● 结扎手术
需要哺乳的新妈妈服用口服避孕药并不可取，不需要哺乳的新妈妈可以在产后第一次月经后开始服药。	如果夫妻双方确认再没有生育计划了，选择结扎手术可以一劳永逸。不过，虽然结扎手术后还可以接通，但怀孕的概率将会大幅度降低，再想要宝宝就困难了。

● 安全套

比较方便且无副作用的避孕方式是使用安全套，如果在阴茎进入阴道前就开始使用（而不是临近射精时才戴上），且全程没有破损，射精后立即取出确保精液没有倒流，这种方式避孕的成功率可以达到98%。

● 其他

此外，还有外用避孕药膜、皮下埋植药物、注射避孕针等避孕方法，各人可根据自己的喜好来选择。

● 上环

短时间内没有再次怀孕计划的新妈妈，可选择放置宫内节育器，即俗称的"上环"。这个手术不需要麻醉，经过阴道把节育器放置进子宫腔，以阻止受精卵着床而达到避孕的目的。一般顺产的女性过了42天产褥期就可以放节育器，剖宫产的女性则需要等待3~6个月，这种方法避孕的成功率在95%以上。

八、放松心情，夫妻生活渐入佳境

性爱是夫妻之间增进感情的重要方式，这是其他的交流形式所不能替代的。因为怀孕和分娩，夫妻间的性爱可能受到影响，而此时彼此体贴的心意，会成为夫妻感情的催化剂。

给予新妈妈耐心和爱心

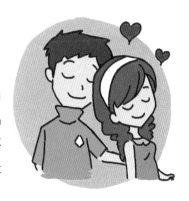

丈夫面对和妻子不同步的性需求时，如果能给予妻子更多的耐心和爱心，让新妈妈的身体可以慢慢恢复到孕前的状态，那么不但夫妻感情会越来越和谐，性爱也会达到最佳的状态。

留出合适的亲密时间

因为有了宝宝，二人世界的自由自在将不复存在。很多时候，过夫妻生活时需要考虑到宝宝的作息时间，或者是考虑因为要照顾宝宝而住在一起的其他家庭成员的生活习惯。尤其是新妈妈，因为心里时刻惦记着宝宝，可能会无法放松下来投入到夫妻二人的甜蜜中。

建议新爸爸新妈妈仔细观察宝宝的作息规律，然后再安排甜蜜的时间，确保在宝宝深睡眠的整段时间内，整个亲密行为都不会被打扰，两人都可以放松地按计划行事。如果在家里面实在安排不开，为了避免尴尬也可以到外面约会，去酒店也会增添些新鲜感。

互相鼓励、多沟通，提升爱的温度

新爸爸

也许新妈妈身体中的性欲还没有被唤醒，新爸爸需要在这个阶段多主动些，比如可以像恋爱时那样给予爱人赞美，让新妈妈恢复自信。

新妈妈

新妈妈别因太在意自己的身材而影响"性趣"。产后新妈妈的身材虽然会有比较大的变化，但是这个时候在新爸爸眼中，新妈妈反而女人味更浓，看起来更美。

两个人有了爱的结晶之后，看待对方的心态也会有所增温，新妈妈完全不必苛求自己，以之前少女的标准看自己，然后无意义地打击自己。

- 新爸爸在事前要和新妈妈做好充分的沟通，主动询问新妈妈的伤口恢复情况，如还疼不疼，哪个时间比较放松，并做好充足的"前戏"。
- 过程中还要鼓励和赞美新妈妈，夸她比以前更有韵味了，更加爱现在的她，等等。
- 这些甜言蜜语一定会给新妈妈别样的信心，不仅对恢复性生活有利，对夫妻之间的感情增温也是好处多多。

1

如果新妈妈没有什么"性趣"，新爸爸可以送新妈妈一套新的内衣，顺便在新妈妈换上之后夸赞她的美丽，让新妈妈意识到彼此的需要。

2

晚饭后，新爸爸新妈妈可以暂时把宝宝交给父母或者保姆，一起手拉手散步，制造些恋爱时的浪漫和温情，暂时把注意力从宝宝身上转移到爱人这里。

3

新爸爸可以经常拥抱和亲吻新妈妈，不要让新妈妈对肢体的亲密有陌生感，也不要让彼此有被冷落的感觉。

4

准备做爱之前，互相用短信或者微信说些浓情蜜语给对方，为即将开始的甜蜜时光预热。

5

准备好避孕措施，让新妈妈没有后顾之忧。

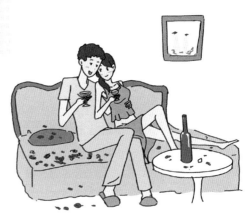

九、提前做好准备，
　　减轻重返职场的压力

重返职场要做好准备

宝宝出生后是以宝宝为重，暂时放弃自己的事业发展做一个全职妈妈，还是重返工作岗位做一个职场妈妈，并没有一定之规，更谈不上孰优孰劣，新妈妈完全可以从自己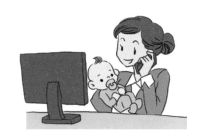的现实条件和喜好出发做出选择。不过如果决定做一个职场妈妈，那需要在入职前 1~2 周把作息调整到和上班接近的状态，同时做好以下几方面的准备。

提前与丈夫沟通家务的分担

上班后精力势必不能像之前一样完全放在家庭和宝宝身上，而且返回职场工作，不管从情绪还是体力上来说都是很疲惫的，这时新妈妈需要和丈夫商量，让他帮助分担一些家务，这样不但你轻松很多，同时也让他体会到同时扮演两种角色的辛苦。

找好帮手，克服分离的焦虑

对于上班后宝宝的照顾，要尽早做好调整和准备，可以提前和自己的父母、公婆约定好在你上班后照料孩子，还可以提前找好帮忙的小时工或者保姆。在开始上班之前，你还必须让宝宝逐渐习惯一整天与照顾他的人相处，并适应你不在他身边的情况。如果能够充分与在你上班时负责照顾宝宝的那个人沟通，会增加你的信任感，缓解你与宝宝分离的焦虑。如果决定要继续母乳喂养，新妈妈还需提前准备背奶的工具，如母乳储备袋、吸奶器、背奶箱等。

宽容对待岗位变化，调整薪资期望

不少新妈妈们重返职场时会面临职位的调整，这当然会让人感到失落，但一味计较只能影响心情，反而于事无补，倒不如放下架子，潜心学习，时间一长，你的能力与才华发挥出来，自然能得到好的职位和薪资。

了解职场信息

为了能在重返职场时尽快进入工作状态，新妈妈在休产假期间应抽空关注所在行业的最新动态，并和之前的同事保持联系，了解公司的最新发展、工作部署和业务方向。如果是重新进入新的行业，就要提前规划，做好工作定位。

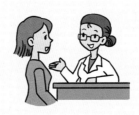

休完产假回到公司上班后，发现自己原来的工作已经交给其他人了，我只能做一些边角料的工作，感觉自己成了公司的边缘人，心情特别差。我想辞职，但又担心找不到更好的工作，可是这样凑合着，又
Q 非常不甘心。

A: 这其实是一种非常正常的现象。很多人因为某些事情离开原来的工作岗位几个月，都会碰到类似的事情。这时候我的建议是，努力适应新的工作环境和工作内容，在新的工作岗位凸显你的能力后再试图转到喜欢的工作上去。如果抱着一种凑合的心态干任何事情都不能干好，这样反而会让同事以为你就只能干干边角料的工作了。

Q: 产后 42 天体检的时候医生说已经可以恢复性生活了，但是每次尝试我都感觉阴道口特别疼。这种情况正常吗？能有办法改善吗？

A: 一般侧切过的产妇会出现这种情况。正常情况下，一周内阴道和会阴部的伤口就会愈合，产后 42 天已经恢复正常并保持良好的弹性，可以进行正常的性生活。但是，有的行过侧切术的产妇切口愈合慢，所以会出现性生活疼痛。可以去医院检查一下，做一做理疗，使疤痕尽快愈合。

还有一种可能的情况是润滑不够。产后子宫颈及阴道口分泌的润滑液比较少，同时产后激素水平下降导致阴道壁弹性降低，两者共同作用就容易出现性生活疼痛。所以，产后第一次性生活需要丈夫多一些耐心，动作轻柔一些，同时可以使用一些润滑剂。

产后第一年是对夫妻感情的真正考验

很多人告诉我们，孩子的到来会让夫妻感情变得更深厚，而我要说的是孩子降生的第一年，往往更考验夫妻感情。为什么这样说？

一是因为孕产期女性体内激素的剧烈改变，再加上产后照顾孩子缺少睡眠，导致新妈妈的性情发生比较大的改变。以前总是温柔如水，这会儿可能一点儿小事就会暴跳如雷。二是对家庭矛盾认识不足。为了照顾新生儿，很多家庭是四个老人齐上阵，公公婆婆、丈人丈母娘，原来的二人世界突然变成了七口之家。双方父母完全没有在一起生活的经历，让他们互相妥协确实难办，所以原本的一些小事，处理不当，多人参与后却极可能演变升级成为家庭大战，给夫妻关系以重击。三是新爸爸对突变的形势缺乏足够的掌控力，面对问题，总是希望能快刀斩乱麻，结果粗暴的态度让冲突更加严重，甚至造成局面失控。更糟糕的是，新妈妈正在休产假，完全被家庭琐事和矛盾围困，所以很多新妈妈抑郁了，这更加剧了婚姻的危机。

有专门办理离婚案件的法官就说，离婚率最高的时间段往往集中在产后的第一年和小孩上大学后的第一年。这位法官说的后一种情况，我无法求证，但第一种情况我见得确实比较多。我亲戚的一个小姑娘，30 岁生的孩子，婚前和丈夫出入都是手牵手的，感情特别好，但婚后不到 1 年时间两人就分居了。她妈妈跟我数落过女婿的不是：对妻子和孩子都不关心，从来没有给孩子冲过一次牛奶或换过一块尿布，不是出差就是加班。还有一个是我同学的儿子，38岁，现在孩子4岁了，孩子刚出生那年也闹过一阵子。

所以，新手爸妈，尤其是新妈妈，一定提前做好心理准备。首先，对新生儿的养育做好分工。奶奶干什么，姥姥干什么，都提前安排好。其次，多学习育儿知识。不要把孩子的养育寄托在月嫂、育儿嫂或者自己妈身上，新妈妈一定是承担最多的人，也应该是做得最好的人。这样，当老人们的意见有分歧时，你就可以成为绝对的仲裁者。有的新妈妈自己不想干，又希望对孩子的养育有绝对的发言权，那就只能制造矛盾了。再次，不要对丈夫寄予太高的期望。男人并没有想象中的那么强大，尤其面对纷扰的人事纠纷，他们可能更是一筹莫展。而且，面对那么小的孩子，他们真的无从下手。所以，你丈夫的表现可能是这样的：下班后逗逗孩子，孩子哭就叫唤"你们怎么带孩子的，孩子哭啦！"光动嘴不动手……

看到这里，作为新妈妈的你可能非常恼火："我刚生完孩子，为什么就没有人照顾我的情绪？！关心我的感受？！"但这就是现实，如果你不管不顾，随意发泄自己的情绪，可能你的婚姻就会走到尽头，不但你受伤，还会波及无辜的孩子。我觉得一个家庭的核心始终是妻子，如果妻子此时愿意多妥协一下，家庭就会更稳固。

Chapter6

预防产后
常见病

一、产后疼痛

新妈妈在生宝宝之后身体比较虚弱，一定要做好产后保健，才能够预防其他疾病乘虚而入。而且由于新妈妈的内分泌系统还没有完全恢复，韧带松弛也需要假以时日才能得到改善，如果全部的精力都放在照顾宝宝上而忽视了自己的身体，久而久之就会有关节痛、腰酸腿痛等不适的症状找上门来。

预防关节痛需要处处留神

有的新妈妈会遇到头痛、头晕、手腕麻，或者是手指无法正常弯曲等情况，这些可能与颈椎错位有关，而腰痛、腿麻或许是腰椎小关节错位所致。

颈部疼痛

大多是长时间低着头照顾宝宝造成的，比如喂奶的时候一动不动看着宝宝，或者低头看书、看手机时间过久。新妈妈首先需要留心不要低头太长时间，不要倚靠在比较硬的沙发扶手上或者半躺在床沿上，要选择稍微低并且柔软的枕头，并且避免脖子着凉，如果冬季出门或者在室内开窗一定要做好颈部保暖工作。

肩部疼痛

 ●长时间一个姿势抱着孩子，或者是受凉所致。

 ●新妈妈在抱孩子的时候要隔一段时间换一下姿势，如将宝宝的头部从左边胳膊换到右边胳膊。

 ●有的小孩有抱睡的习惯，一放到床上就会哭，这不仅无益于培养孩子良好的睡眠习惯，也会给大人的体力带来很大的挑战，应尽量避免。

 ●为了预防和缓解肩痛，新妈妈可以在平时注意做一做扩胸运动，或者轻轻且大幅度地转动手臂，活动一下肩部关节。

手部疼痛

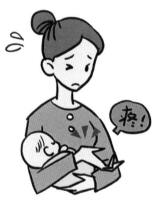

 ●手部过度疲劳引起手腕或者是手指关节疼痛。

 ●新妈妈在照顾宝宝的同时，可以请家人帮忙做家务，例如洗衣服、洗碗做饭等。月子期间，新妈妈不要长时间敲电脑或者做手工活，要让手指充分休息。

有的新妈妈需要用吸奶器吸出暂时不用的乳汁，条件许可的情况下选择电动吸奶器，节省腕部的用力。

另外，抱孩子时间不宜过长，更不要保持同一姿势不变。

预防腰腿痛要充分休息

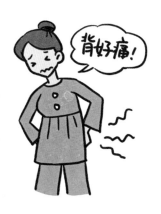

由于怀孕时子宫增大、体重增加，孕妇的身体重心改变，加重了腰背的负担，因此新妈妈在生完宝宝之后容易腰酸腿痛，背也痛。

- 新妈妈在产后恢复期，一定要避免提、拿重物，不干重活，让身体处于放松的状态。
- 要尽快恢复到合理的体重，减轻腰部的负担。
- 不要睡软床，尽量选择比较硬的床垫，这样对脊椎的恢复比较有利。
- 注意防寒，不要让背部和腰部受凉。
- 如果腰痛的话可以做热敷，能够促进局部血液循环，缓解疼痛。
- 在照顾宝宝的时候新妈妈需要注意，不要长时间以弯腰的姿势给宝宝洗澡、换尿布和背孩子，可以请家人帮帮忙。

预防腹痛要注意合理饮食

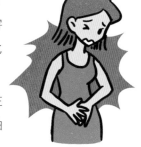

新妈妈腹痛的原因比较复杂，剖宫产的妈妈可能是伤口痛，自然分娩的妈妈可能是子宫收缩厉害引起的腹痛。在产褥期结束后，新妈妈如果还有比较严重的腹痛应该去医院请医生诊断原因。

除此之外，为避免腹痛和腹泻，新妈妈需要注意合理饮食，不要暴饮暴食，不要吃太多凉性、油腻不好消化的食物。

二、生殖器官感染

产后新妈妈的身体抵抗力会下降，加上分娩时产道和子宫都受到不同程度的损伤，如果此时护理不当很容易被细菌侵入而导致感染。

产后生殖器易感染

原因

引起产后生殖器感染的主要原因一个是不注意清洁，比如使用公共坐便器时不注意卫生、恶露污染会阴处的伤口、使用内置棉条等；另一个是产后过早同房，引起外阴炎、阴道炎等。

后果

新妈妈要重视预防产后生殖器感染，如果有发烧的现象就应该引起警觉，及早找出发烧的原因，在确诊为生殖器感染后要认真配合医生的治疗，否则病情如果加重，有可能会引起败血症,甚至会危及生命。

产后一周是恶露量最大的时期，新妈妈需要勤换内裤，勤换卫生垫，每次大小便后都要更换新的卫生垫。卫生垫要选择干爽透气型的，以保持外阴清洁、干爽。

合理补充营养，适当运动，保证充分的休息，增强身体的免疫力，避免被炎症侵袭。

产褥期要避免性生活。在伤口未痊愈或者刚刚愈合的情况下，外力的摩擦会造成二次损伤，且由于新妈妈此时身体抵抗力较弱，损伤后容易引起外阴炎、阴道炎、盆腔炎等疾病。

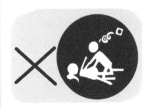

每天用流动的水由前向后冲洗外阴。每次大便后，也可先用清水清洗外阴，然后再清洗肛门。擦拭恶露的时候应从前向后擦，切不可先擦肛门再擦阴部。

新妈妈应该尽早下床活动，促进子宫收缩和恶露的排出，这样可以减少感染的机会。

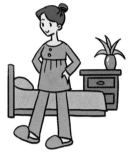

自然分娩的新妈妈如果在分娩过程中有会阴侧切或撕裂，应每天检查伤口有无红肿、硬结及分泌物。若伤口有异常，则告知医生进行处理。

每天观察恶露的数量、颜色和气味，如恶露有腐臭味且子宫有压痛则要去医院就诊。

三、产后出血

产后出血属于产后比较严重的并发症，表现为胎儿分娩后24小时内自然分娩的新妈妈出血量超过500毫升，剖宫产的新妈妈产后出血量超过1000毫升。产后出血位居我国产妇死亡原因首位。

引起产后出血的原因

宫缩乏力是产后出血的最常见原因。因为产程过长，子宫收缩乏力，就会导致胎盘剥离子宫后的创面无法依靠子宫收缩压迫子宫内的小血管形成栓塞止血。

分娩后如果胎盘没有完全脱落，也可能因胎盘残留在子宫内无法排出从而引起产后出血。

自然分娩的新妈妈分娩过程中如发生软产道（即子宫下段、宫颈、阴道及外阴）的损伤，也会造成产后出血。而且这种出血一般失血速度比较快，需要及时输血。

此外，新妈妈本身有血液病或者是严重的肝炎等，都会导致凝血功能异常，继而引发产后出血。

●产前检查时应该注意防治
　孕期贫血、妊娠高血压等
　疾病；检查好血型，做好
　输血准备。

●分娩时为了避免产程过长
　造成子宫收缩乏力，可以
　及时注射缩宫素 5~10 个
　单位来促进子宫收缩。

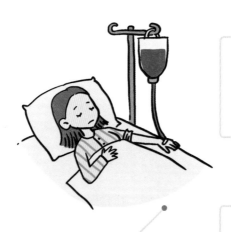

●宝宝顺利娩出之后，
　立即按摩子宫，促进
　胎盘完整地娩出。

●产后需要在饮食上注意补充
　营养，促进身体各方面机能
　的恢复，并密切关注恶露量，
　如果有突然增多的情况一定
　及时就医。

●缝合外阴伤口时需要及时止血，
　并观察新妈妈的出血量是否超标，
　如果出血量较大需要及时输血。

四、乳腺炎

乳腺炎是哺乳期新妈妈比较常见的一种病症，发病早期会出现乳房红肿疼痛，轻轻按压会感觉到肿块，新妈妈可能发烧，体温上升到38℃左右，以至于无法再给宝宝喂奶。如果不及时处理，脓肿会继续扩散，就需要手术引流了。

乳腺炎发生的原因

有的新妈妈奶水充足，婴儿吃饱后仍然不能排空乳房，如果不及时把多余的乳汁排出，就容易因为乳汁淤积从而引起乳腺炎。

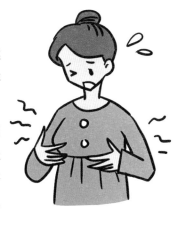

还有的新妈妈产前未能及时矫正乳头内陷，婴儿很难完全吸空乳汁，而且婴儿在吸不到乳汁的情况下会更大力吮吸，如果将妈妈的乳头咬破造成细菌感染，就会引起乳腺炎。

此外，有的新妈妈由于乳管本身有炎症，或胸罩脱落的纤维堵塞乳腺和乳头使乳管不通，也会造成乳汁淤积。乳汁淤积往往使乳腺组织的活力降低，为细菌的生长繁殖创造有利的条件，一旦疏通不及时就极易发生乳腺炎。

预防乳腺炎的措施

预防乳腺炎最关键的一点是保证乳汁通畅排出，不要发生淤积。

排空乳汁

需要用左右侧乳房轮流给宝宝喂奶，每次哺乳都尽量保证排空乳汁，如果乳汁过多孩子吃不完，可以借助吸奶器把多余乳汁吸出。使用吸奶器一定要注意方法，如果使用不当，乳房深部的乳汁仍然会留存其中。

衔奶姿势

正确性	新妈妈要帮助宝宝掌握正确的衔奶姿势：整个乳晕都要被宝宝含在口中，而不是只含住乳头。
必要性	如果衔奶姿势不正确，一来无法顺利地吸空乳房，二来乳头皮肤也容易被宝宝吸破，这两方面都会使新妈妈面临"喂奶是痛苦的"这样的局面。
重要性	一旦乳头发生皲裂，新妈妈就更不愿意喂宝宝吃奶，乳汁就更容易发生淤积。因此，让宝宝学会正确的衔奶姿势非常重要。不过新妈妈也不必紧张，吃奶是宝宝的本能，只要在宝宝张嘴时尽可能把乳晕都让宝宝衔住就可以了。

新妈妈在侧卧时需要注意不要挤压乳房，因为挤压而造成堵奶从而引发乳腺炎的情况也很常见。

新妈妈尤其注意不要趴在床上，应该避免对乳房造成外力的挤压。

在每次哺乳结束后，可以挤出少量乳汁涂抹乳头，让其自然风干，这样能保持乳头皮肤的滋润，避免皲裂。

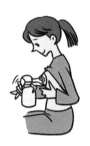

哺乳期间宜选择松紧适度的内衣，因为过紧或者材质不透气的内衣也容易引起堵奶，造成乳汁排出不通畅，引发乳腺炎。

乳腺炎的治疗

轻度的乳腺炎不影响哺乳，同时应该更鼓励宝宝帮助新妈妈把乳汁排空。新妈妈可以适度按摩乳房的红肿处，注意不要使太大力挤压。一些民间偏方对乳腺炎的早期治疗有不错的效果，比如把仙人掌捣碎后敷在局部肿块处，2~3天后可见效。新妈妈也可以服用头孢类抗生素，服药 24 小时后可以恢复哺乳。

严重的乳腺炎则需要根据医生的诊断来治疗，健康一侧的乳房可以继续哺乳，患病一侧的乳房借助吸奶器排空乳汁，待手术切开引流，排出脓液之后可以继续哺乳。

五、膀胱炎

膀胱炎的常见症状有尿频、尿急、尿痛等，是女性的一种常见泌尿道感染疾病，在胀尿的同时还会伴随下腹疼痛、小便灼热、血尿等。

引起膀胱炎的原因

 ● 女性的生理结构和男性不同，女性的尿道与阴道、肛门的位置非常接近，很容易受到细菌的侵扰，经由尿路感染再到膀胱发炎。

 ● 新妈妈在孕期膀胱会受到挤压，分娩过程中又会由于受压导致黏膜充血水肿、肌张力降低等，再加上新妈妈不习惯卧床排尿，很容易发生尿潴留而使膀胱肿大，影响膀胱黏膜的抗菌力，引起膀胱炎。

 ● 剖宫产的新妈妈在分娩之后需要使用导尿管，这也容易引起膀胱炎。

膀胱炎的危害

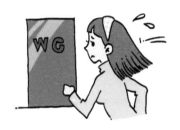

新妈妈如果得了膀胱炎一定不可掉以轻心，需要及早治疗。

由于膀胱炎会引起全身不适，特别是在排尿时，尿道口会疼痛，有时会有强烈的灼烧感，还常常会尿频，尿完之后还有尿意却排不出多少尿液。这不是尿液增加所致的正常尿意，而是炎症刺激引起的尿意，而这种不适感会让新妈妈感到特别痛苦。

部分患有膀胱炎的新妈妈会继发感染肾炎，这时除了尿道的疼痛之外还会有发烧的现象，如果没有得到及时的治疗，会并发菌血症，甚至休克。

预防膀胱炎

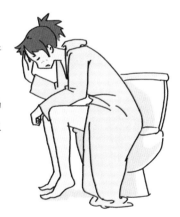

预防膀胱炎最关键的就是新妈妈要在产后 4 小时内主动及时排尿。

如果出现排尿困难，家人可以鼓励新妈妈，帮助她解除心理压力；也可以用温开水冲洗外阴，刺激排尿；或者在下腹部做热敷，刺激膀胱肌肉收缩。如果以上方法都失效，可以借助导尿管排尿。

另外，新妈妈还需要注意外阴部的清洁，每天需要清洗外阴，尤其是需要及时清洗恶露，减少细菌繁殖，避免尿路感染；还要多喝水、不憋尿，避免细菌残留于膀胱内；尽量避免碰触公共卫生用具，大小便后从前往后擦拭。一旦出现膀胱炎症状，需及时就医。

六、子宫脱垂

子宫从正常位置沿着阴道下降，宫颈外口达坐骨棘水平位置以下，甚至子宫全部脱出阴道口以外，叫作子宫脱垂。

子宫脱垂的等级

根据下降的程度不同，子宫脱垂分为Ⅰ度、Ⅱ度和Ⅲ度。

Ⅰ度子宫脱垂不需要治疗，注意休息即可。

Ⅱ度子宫脱垂在阴道口外可见子宫颈和部分宫体，需要及时把脱出的部分送回体内，卧床休息。

Ⅲ度子宫脱垂是最严重的，全部子宫都脱出于阴道外，这种情况就需要手术治疗了。

发生子宫脱垂的原因

　　子宫在正常状态下是依靠骨盆底的肌肉和筋膜及子宫韧带支持着的，在分娩时，如果产程过长或是用力方法不对，会造成子宫韧带、骨盆底肌肉过度伸展甚至撕裂，无法再承托子宫，从而引起子宫脱垂。

子宫脱垂的常见症状

阴道有肿物脱出，这是最明显的症状，新妈妈一旦感觉到肿物脱出，应该立即卧床休息，使肿物自然回缩。

新妈妈如果下蹲或者站立姿势过久，感到腹部下坠或者是腰酸背痛，也要引起重视，应当躺下或坐下休息。

新妈妈如果发生了排尿困难，应该排查是否是子宫脱垂引起的阴道前壁膨出。

白带增多，除了由于炎症引起之外，子宫脱垂也是原因之一。

　　遇到类似的不适情况都需要确定原因，在子宫脱垂早期就开始干预治疗，避免病情进一步恶化。

分娩结束后，医生都会检查新妈妈的产道组织是否有损伤，以便及时发现、修补产道和骨盆底组织的裂伤，并告知新妈妈需要卧床休息，不要用力过度。

如果自然分娩的妈妈在分娩过程中会阴撕裂，缝合后要注意保养，不要过早提、拿重物，避免长时间蹲着或者站立，否则有可能造成子宫脱垂。

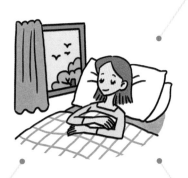

如果新妈妈有慢性咳嗽、顽固性便秘等使腹压增加的疾病，需要尽快积极治疗，腹压会使子宫向下移位，易引起子宫脱垂。

新妈妈应该重视产褥期的卫生，不要采用同一个姿势坐、卧、立太久，并适当地运动，以促进身体各方面恢复。每天可以做数次缩肛运动，积极锻炼骨盆底肌肉，促进其恢复弹性。

七、产后尿潴留

一般情况下，自然分娩的新妈妈在分娩之后的 4~6 小时就可以自己小便了，剖宫产的新妈妈由于麻药的作用在产后仍需导尿管来帮助排尿。如果产后 6 小时仍无法顺利排尿，且膀胱内有充盈感，那就有可能是患上了尿潴留。

尿潴留的危害

产后尿潴留会影响子宫的收缩，导致阴道出血增多。由于尿潴留需要进行插入性导尿操作，这也是造成产后泌尿系统感染的重要因素，严重者甚至可能引起膀胱炎等其他疾病。

尿潴留的发病原因

如果新妈妈分娩时产程过长，膀胱长时间受压迫，膀胱黏膜充血水肿，就会产生排尿困难。如果怀孕期间腹壁扩张松弛，那么在分娩后新妈妈的腹压下降，很容易造成逼尿肌收缩无力，导致排尿无力。另外，自然分娩的新妈妈由于会阴裂伤或者侧切的伤口疼痛，会导致膀胱括约肌反射性痉挛，也会使尿液无法顺利排出。此外，新妈妈无法适应产后躺在床上排尿也是导致尿潴留发生的原因之一。

预防尿潴留

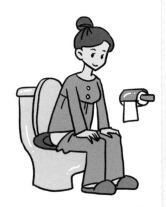

自然分娩

自然分娩的新妈妈在分娩后进行会阴伤口缝合时，助产士应该耐心向新妈妈解释产后第一次排尿的重要性，帮助其打消顾虑，解除紧张的情绪。

产后 4~6 小时

在新妈妈离开产房后，护士应该及时帮助新妈妈按压子宫底，观察子宫收缩和阴道出血的情况，鼓励新妈妈多喝白开水，在分娩后 4~6 小时内自己下床排尿。

第一次排尿

陪护的家人可以协助新妈妈进行产后的第一次排尿，鼓励和引导新妈妈克服紧张的情绪，暂时忍耐会阴处伤口的疼痛，给予新妈妈肢体上的帮助，必要时可以搀扶一下。

剖宫产

对于剖宫产的新妈妈，则要在手术后尽量缩短留置导尿管的时间，根据新妈妈本身的尿意和膀胱充盈程度来决定排尿时间。

刺激排尿

拔除导尿管之后，家人可以帮助采用流水声诱导、温水冲洗外阴刺激、在下腹部热敷按摩等方式来促使新妈妈顺利自主排尿。

八、产后痔疮

不少新妈妈都是在怀孕后期患上痔疮的，因为孕期子宫的增大给下体造成很大的负担和压迫，再加上孕后期活动量减少，使得大肠蠕动速度减慢，静脉血液回流不畅，导致排便困难，或者是大便干燥，最后由便秘演变为痔疮。

产后痔疮的主要原因

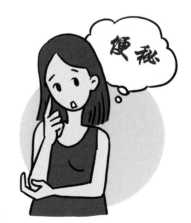

→ **首先** ●孕期新妈妈的盆腔组织会变得松弛，再加上分娩时胎儿压迫肛门，容易形成痔疮，这也是顺产会加重原有痔疮的原因。

→ **其次** ●分娩后新妈妈以卧床休息为主，活动量减少，肠蠕动减弱，容易发生便秘。

→ **此外** ●自然分娩的新妈妈由于会阴处的伤口肿痛，剖宫产的新妈妈由于麻药的作用，会影响排便。这些原因都使得产后容易发生痔疮。

预防产后痔疮

减轻便秘
预防产后痔疮的关键是减轻便秘。多喝水，多吃一些易被消化吸收、膳食纤维丰富的食物，如蔬菜和水果等，这样可以避免大便干燥，有助于排便。

均衡饮食
少吃辛辣刺激、过于精细的食物，这类食物容易引起大便干结，给排便造成困难。

多多运动
新妈妈需要多下床活动，促进身体血液循环，加强肠道蠕动，这也可以缓解便秘。

缩肛运动
不要久坐或久站，加强局部锻炼，每天可以多次进行缩肛运动。

清洁肛周
保持清洁，每次大便后用温水冲洗肛周，促进局部血液循环。

按时排便
养成按时排便的习惯，让身体熟悉自然形成的生物钟，避免便秘。

缓解产后痔疮的方法

● 开塞露

分娩后如果感觉到排便困
难，特别是产后两天仍然
无法顺利排出大便，可以
借用开塞露帮助排便。

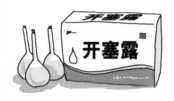

● 保持清洁

每次大便后都用温水冲洗
肛门，保持清洁。

● 手术治疗

哺乳期结束后如果痔疮仍未缓解，可以考虑手术治疗。

● 冰敷

用冰袋敷在痔疮周围，可
减轻肿胀并缓解疼痛。

● 温水坐浴

每天用温水坐浴，促进患
处的血液循环。

● 药物辅助

咨询医生后用药物辅助治
疗，如痔疮膏或痔疮栓。

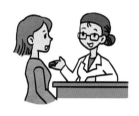

专家 诊室

Q 我顺产后出现痔疮，外加便秘，现在在哺乳期，该如何治疗呢？

　　A: 产后饮食变化大，再加上以前的生活规律被打破了，所以容易出现这种情况。如果很严重，就需要去医院找专业的医生提供帮助。自己能做的就是调整饮食结构及适度运动。产后不宜吃太多肥腻的食物，适度吃点粗纤维食物；不要每天躺在床上，多下床走动，症状都可以得到改善。

Q 生完孩子后，大笑、打喷嚏的时候，尿会不由自主流出来，真是太尴尬了。这正常吗？该怎么改善这种情况？

　　A: 可能是盆底肌松弛了。女性的盆底由盆底肌肉群封闭骨盆出口，承托盆腔内的器官，使之处于正常位置。它主要由三层肌肉和筋膜组成，像弹簧床一样。怀孕后，由于孕期激素的变化，以及胎儿的逐渐增大，盆底会受到一定程度的损伤，这是所有的新妈妈——无论是顺产还是剖宫产——都避免不了的。所以，产后 42 天要做一次盆底功能检查。如果出现问题就需要到医院用仪器做盆底恢复训练。如果都正常，也最好能自己在家做一下盆底恢复训练。盆底恢复训练的方法很简单，就是收缩、上提肛门，每次持续 3~5 秒，放松一下后再重复，也可以用中断排尿的办法练习。练习时先解一点点小便，然后憋住，"刹得住车"就代表收缩了肌肉。

产后恶露不尽会引起妇科炎症么？是不是恶露不尽，子宫就难以恢复好呢，都是怎么调理好的呢？产后恶露不尽跟吃的东西有没有关系？

A: 一般情况下，产后 20 天以内恶露就排净了，如果超过 20 天仍然淋漓不绝，就是恶露不尽。剖宫产的产妇产后恶露的持续时间比顺产的可能要长一点儿。

子宫恢复得好不好，确实可以由恶露的情况反映出来。如果恶露淋漓不断，有臭味；产妇自觉下腹部痛、腰酸；产后 42 天检查，子宫还没有恢复到正常大小等，都说明子宫复旧不全。（分娩后，伴随着子宫肌肉的收缩，子宫体积明显缩小，胎盘剥离面亦随着子宫的缩小和新生内膜的生长而得到修复。一般在产后 5 ~ 6 周可恢复到非孕状态。此过程称为子宫复旧。当复旧功能受碍，就会导致子宫复旧不全。）这时候就需要去医院进行治疗。

至于引起恶露不尽的原因，主要有以下几种：一是组织物残留。分娩时，妊娠组织物没有完全排出，部分组织还残留在宫腔内。这种情况的恶露不尽，出血量时多时少，内夹血块，还会伴随有一阵阵腹痛。二是宫腔感染。比如盆浴，或者行房事过早，或者手术操作过程消毒不彻底等原因都会导致宫腔感染。症状是病人发热，恶露发臭，腹部有压痛，查血会发现白细胞总数升高。三是宫缩乏力导致的恶露不尽。主要是分娩后没能好好休息，或者产妇身体虚弱多病，或者手术时间过长，因耗伤气血所导致的。

Q 产褥期感染一般做哪些检查？我的情况是恶露排净后 6 天又开始流血，而且还有些发烧。

A： 是否是产褥期感染，一般需要查体温、血常规和分泌物。恶露不尽有可能是组织物残留，或者宫腔感染，或者宫缩乏力造成的。恶露不尽并且发烧，极有可能是宫腔感染，建议尽快去医院检查，早日诊治。

Q 产褥期尿路感染会有什么症状？我最近几天小便特别黄，而且有灼痛感，请问是尿路感染吗？我还在喂奶，应该吃些什么药？

A： 尿路感染最典型的症状就是尿频、尿急、尿痛。小便黄可能是喝水少，可以增加饮水量，同时去医院以中段尿为标本查一个尿常规。如果确实是尿路感染，就需要找泌尿科的医生诊治。告诉医生你正在哺乳，医生会为你选择对宝宝安全的药物。

Q 怀孕期间得了妊娠期糖尿病，产后能吃巧克力吗？

A: 患有妊娠期糖尿病的妈妈，产后一定要检测血糖。我有一个病人，就得了妊娠期糖尿病，不严重，只是要注意饮食加运动，产后医生给测了一下，又正常了。于是在月子里她就无所顾忌地大吃大喝，每天还喝一大碗冰糖粥。结果某一天想起来测了一下血糖，不得了——一小时后的餐后血糖正常值为 6.7~9.4 毫摩尔/升，她达到了 13 毫摩尔/升。一年以后她就转为 II 型糖尿病了。

妊娠期糖尿病妈妈产后同样要注意饮食，要限制糖类及动物脂肪的摄入，不要喝红糖水、吃甜糕点和含糖量高的水果；少吃动物内脏和全脂奶粉；多吃优质蛋白质食物，增加粗杂粮、豆类、新鲜蔬菜和水果的摄入量，防止便秘。

妊娠期糖尿病的妈妈，产后多数血糖能恢复正常。部分血糖超标的新妈妈，只要调整饮食结构，适当增加运动量，血糖也能降到正常数值范围内。所以，不用太过焦虑，应当减轻心理压力，保持情绪稳定，这样体内胰岛素的分泌才能维持稳定。

预防产后腰痛

有很多新妈妈产后会腰痛，它的发生主要是腰肌劳损造成的。有的新妈妈还没有学会用正确的姿势喂奶，或者姿势过于僵硬，导致腰肌劳损而引起腰痛；还有一些新妈妈产后活动太少，总是躺或坐在床上休养，加上体重增加，腹部赘肉增多，增大了腰部肌肉的负荷，造成腰痛。

饮食·休息

对于这些情况引起的腰痛，产妇需要提早预防，从孕期就做好第一步工作。准妈妈在孕期应注意均衡合理地进食，避免体重过于增加而增大腰部的负担，造成腰肌和韧带的损伤。

还要注意充分休息，坐时可将枕头、坐垫一类的柔软物经常垫在后腰上，使自己感到很舒服，以减轻腰部的负荷。另外，睡眠时最好取左侧卧位，双腿屈曲，减少腰部的负担。产后，学习正确的哺乳姿势，不要让腰部过度紧张。

维生素·钙

在饮食上，产妇多吃牛奶、米糠、麸皮、胡萝卜等富含维生素 C、维生素 D 和 B 族维生素的食物，增加素食在饮食中的比例，可以避免骨质疏松而引起的腰痛。

产后，新妈妈体内雌激素水平较低，泌乳素水平较高，因此，在月经未复潮前骨骼更新钙的能力较差，乳汁分泌又会消耗大量的钙。这时，如未及时补充钙会引起腰酸背痛、腿脚抽筋、牙齿松动、骨质疏松等"月子病"，还会导致婴儿患佝偻病，影响牙齿萌出、体格生长和神经系统的发育。

腰肌·腹肌运动

产后第2周开始，可以在保健医生的指导下做加强腰肌和腹肌的运动，增强腰椎的稳定性。新妈妈可以每天起床后做2～3分钟的腰部运动，这将有效防止和减轻腰痛。

首先，用一手掌从上向下推搓腰部3～5遍，以皮肤有温热感为宜。然后用双手拇指从上向下沿着两侧的腰肌进行3～5次按压。

再次，双手握拳用拇、食指面沿着腰肌从上向下交替叩击，以皮肤有温热感为宜。

最后，双手掌交替在腰骶部从上向下推摩，以皮肤有温热感为宜。

从产后开始经常活动腰部，使腰肌得以舒展，如果感到腰部不适，可按摩、热敷疼痛处或洗热水澡，促进血液循环，减轻腰部不适感。

生活细节

产后避免经常弯腰或久站久蹲；避免提过重的物体或将物体举得过高；不要过早跑步、走远路；注意劳逸结合，无法避免久站时，可交替性地让一条腿的膝盖略微弯曲，让腰部得到休息。

产后也不要过早长时间穿高跟鞋，以免增加脊柱压力，最好穿鞋底柔软的平底鞋。平时注意腰部保暖，特别是天气变化时及时添加衣物，避免受冷风吹袭，因为受凉会加重疼痛。

放松精神

学会放松精神，紧张情绪会使血中激素增多，促发腰椎间盘肿大而致腰痛，愉快的心情有助于防止腰痛发生。

还有一部分新妈妈的腰痛是因为疾病所致，比如患有盆腔肿瘤、盆腔炎等疾病的女性，也会经常腰痛。这种情况就需要先治疗原发疾病，之后腰痛症状也会随之减轻或消失。

Q 可能由于月子没坐好，我的关节到处痛，有没有一些中医疗法能够解决？

A: 传统的中医确实对这一领域有不少的研究与治疗法。比如：

◆ 艾叶熬水泡澡

用新鲜艾叶 100 克（干品 50 克）和几片生姜一起熬大半桶水，将水倒入温度适中的浴缸中泡澡。艾叶有理气血、温经脉、逐寒湿兼止痛的作用，产后新妈妈气血两亏易受风寒湿邪侵袭，宜常用它煮水洗身子。

◆ 生姜捣泥敷贴

取生姜适量，捣成泥状，直接敷贴于关节处或相关穴位处，用保鲜膜盖上，使姜泥不至于马上变干影响敷贴效果。但需注意姜泥会灼热皮肤，皮肉细嫩或易过敏者慎用，以免损伤外皮。姜可以祛风散寒，促进关节周围的血液循环和代谢。个别痛点明显的产妇宜多用此法辅助治疗。

◆ 粗盐袋热敷法

食用粗盐 500 克，炒热后加艾叶 50 克，装入纱袋后再用透气性较好的布包住，敷于患处，但需注意调节好温度，防止皮肤烫伤。盐可以缓解局部炎症，改善关节代谢功能。最好能一日一次，连续坚持一星期以上。

图书在版编目（CIP）数据

重塑青春的月子42天 / 姜淑清著. —南京：译林出版社，2017.2
ISBN 978-7-5447-6749-1

Ⅰ.①重… Ⅱ.①姜… Ⅲ.①产褥期－妇幼保健－基本知识 Ⅳ.①R714.6

中国版本图书馆CIP数据核字（2016）第289868号

书　　名	**重塑青春的月子42天**
作　　者	姜淑清
策　　划	申丹丹
责任编辑	王振华
特约编辑	贾　烁　邓　薇
出版发行	凤凰出版传媒股份有限公司
	译林出版社
出版社地址	南京市湖南路1号A楼，邮编：210009
电子信箱	yilin@yilin.com
出版社网址	http://www.yilin.com
印　　刷	北京京都六环印刷厂
开　　本	710×1000毫米　1/16
印　　张	14
字　　数	80千字
版　　次	2017年2月第1版　2017年2月第1次印刷
书　　号	ISBN 978-7-5447-6749-1
定　　价	38.00元

译林版图书若有印装错误可向承印厂调换